Geschichte der Augenheilkunde in Würzburg

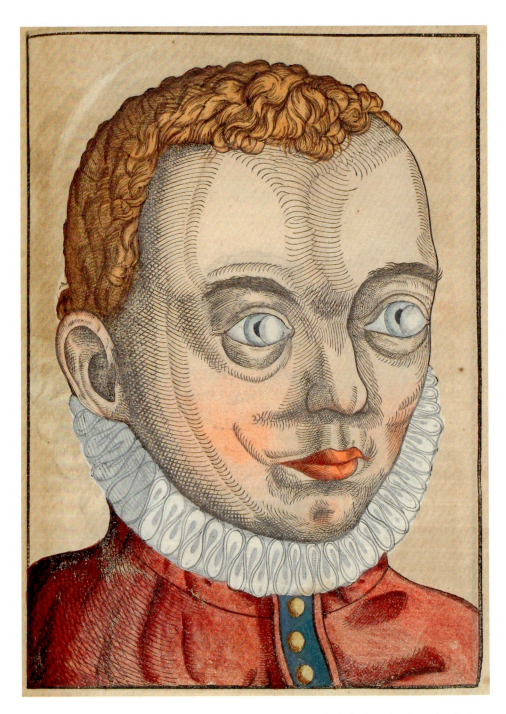

„Augenfell". Abbildung aus Georg Bartischs *Ophthalmodouleia* (1583)

Geschichte der Augenheilkunde in Würzburg

Franz Grehn, Gerd Geerling, Frank Krogmann
und Michael Stolberg (Hrsg.)

AKAMEDON-Verlag 2007

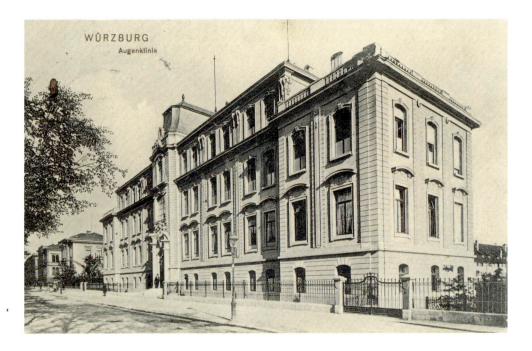

Die alte Augenklinik am Pleicherring (heute Röntgenring). Postkarte

CIP-Kurztitelaufnahme der Deutschen Bibliothek
Franz Grehn, Gerd Geerling, Frank Krogmann und Michael Stolberg (Hrsg.):
Geschichte der Augenheilkunde in Würzburg
Pfaffenhofen: Akamedon-Verlag 2007
[= Aus Würzburgs Stadt- und Universitätsgeschichte; 3]
ISBN 3-940072-02-8; 978-3-940072-02-3
© 2007 Akamedon-Verlag Pfaffenhofen
Gesamtherstellung: MDV Maristen Druck & Verlag, Landshuter Str. 2, D-84095 Furth
Printed in Germany

Inhaltsverzeichnis

Vorwort	ix
I 5000 Jahre Augenheilkunde	**1**
Eine edle Himmelsgabe	1
Erfindung der Brille	2
Anatomie und Pathologie	9
Krankheitslehre und Therapie	10
Staroperation	14
II Das 19. Jahrhundert	**15**
Die Professionalisierung der Augenheilkunde	15
Volkstümliche Augenheilkunde. Ein Patientengesuch um 1800	17
Die wichtigsten Entdeckungen und Neuerungen	20
Der Augenspiegel	21
III Augenheilkunde in Würzburg	**27**
Mittelalter und Frühe Neuzeit	27
Ortolf von Baierland	28
Erster akademischer Unterricht	32
Carl Caspar Siebold	33
Johann Barthel Siebold	35
Heinrich Adelmann und Cajetan von Textor	36
Dankgedicht einer geheilten Starpatientin	38
Die baulichen Einrichtungen um 1840	42
„Pflanz-Stätte der normalen und pathologischen Histologie des Auges"	44

Augenerkrankung des Würzburger Universitätsprofessors Carl Friedrich von Marcus 45
Gründung der Universitäts-Augenklinik von 1857 50
  Robert Ritter von Welz – nicht nur ein genialer Augenarzt 52
Die Klinik von 1857 56
  Das „Welz-Haus": Würzburgs erste Universitätsaugenklinik 57
  Private Konkurrenz? Würzburger Augenkliniken 1840 bis 1945 . . . 60
Die Freundschaft mit Albrecht von Graefe 61
Der „von Graefe'sche Preis" der Ophthalmologischen Gesellschaft . . . 63
  Der original erhaltene Helmholtz-Augenspiegel der Würzburger Augenklinik 64
Josef Schneider 67
Julius (von) Michel (1843–1911) 68
  Josef/Joseph Schneider (1845-1927) – Vom armen Waisenjungen zum Millionär und Mäzen Würzburgs 69

IV Die Universitäts-Augenklinik bis 1945   79
Die neue Universitäts-Augenklinik am Pleicherring/Röntgenring von 1901   79
Carl von Hess (1863–1923) 90
Carl Wessely (1874–1953) 97
Franz Schieck (1871–1946) 99
Arnold Passow (1888–1966) 101
  In nationalsozialistischen Gewässern: Arnold Passow (1938–1945) . . 104
  Otto Seidel (1890–1976) – Augenheilkunde aus der Hausmeisterperspektive 111

V Die Zeit nach 1945   113
Kriegsfolgen und Wiederaufbau 113
  Das Op-Buch der Würzburger Augenklinik vom Frühjahr 1945 115
Die unendliche Geschichte: Wiederbesetzungsverfahren nach 1945 118
  Die „Blindenheilung des Tobias" von Johann Carl Loth. Ein Meisterwerk der Barockmalerei in der Würzburger Augenklinik . . . 131
Walter Reichling 141

Die Universitäts-Augenklinik in der Josef-Schneider-Straße 144
Gemeinsame Einrichtungen von Augenklinik und HNO-Klinik 145
Der Bau und seine Lage 146
Die Augenklinik 146
Wolfgang Leydhecker 148
    Wolfgang Leydhecker (1919–1995) 155
    Der Vorabend des Dienstantrittes eines neuen Klinikchefs, aus der
    Sicht seiner Mitarbeiter 157
Die Augenbank 158
Anselm Kampik 159

VI Die Universitäts-Augenklinik heute   161

Krankenversorgung 161
Forschung 166
Lehre 171

Anhang   179

Anmerkungen 179
Bildquellennachweis 186

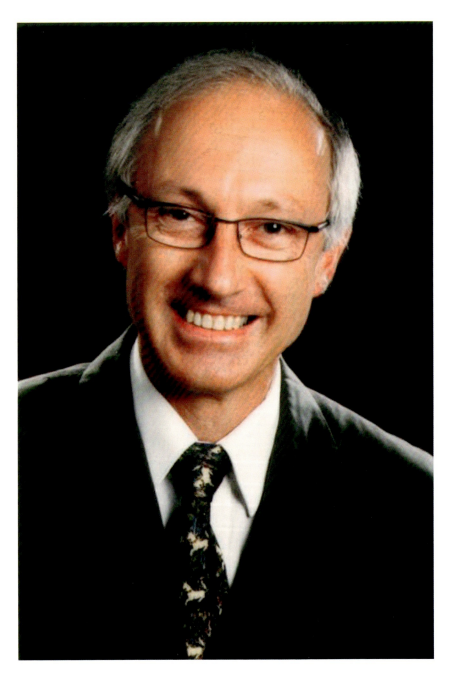

Prof. Dr. Franz Grehn

Vorwort

1857 kaufte Ritter von Welz, später erster Ordinarius für Augenheilkunde in Würzburg und ein persönlicher Freund Albrecht von Graefes, in der Klinikstrasse Nr. 6 ein stattliches Haus und richtete dort die erste Würzburger Augenklinik ein. Damit liegt die Geburtsstunde der Würzburger Augenklinik im selben Jahr wie die Gründung der Deutschen Ophthalmologischen Gesellschaft, die ebenfalls im Jahr 2007 ihren 150. Jahrestag begeht. Welz profitierte sicherlich von den Besuchen Albrecht von Graefes, der regelmäßig nach Würzburg kam und hier zusammen mit Welz operierte. Graefe zog auch eine Liaison mit der Würzburger Theatersängerin Katharina Vogel nach Würzburg, deren Tochter er später mit einer großzügigen Erbschaft unterstützte. In seinem Todesjahr 1878 schenkte Welz die Klinik der Universität. Erst in den 80er Jahren des 19. Jahrhunderts wurden an den meisten deutschen Universitäten eigene Augenkliniken eingerichtet. Die Würzburger Augenklinik war also eine der frühesten Einrichtungen dieser Art.

Diese erste Augenklinik bestand 44 Jahre und wurde 1901 von einem Neubau am Röntgenring abgelöst, der die Klinik bis 1970 beherbergte und ein bemerkenswertes architektonisches Bauwerk der Jahrhundertwende ist. Leider wurde es bisher noch keiner neuen Nutzung zugeführt. Unter Welz' Nachfolger Julius von Michel erlebte die Klinik einen weiteren Aufschwung, insbesondere an der Vervielfachung der Patientenzahl ablesbar. Von Michel wurde 1900 auf den Lehrstuhl von Graefes nach Berlin berufen. Insbesondere aber war es sein Nachfolger Carl von Hess, der um die Jahrhundertwende die Klinik international bekannt machte und als einer der berühmten Ophthalmologen seiner Zeit angesehen wird. Danach waren Carl Wessely, Franz Schieck (Begründer des Lehrbuchs für Studenten), von 1937 an Arnold Passow und schließlich Walter Reichling Leiter der Klinik.

Im Oktober 1970 zog die Klinik in das neue Kopfklinikum um, nunmehr unter der Leitung von Wolfgang Leydhecker, der der Klinik nach dem Krieg wieder zu internationaler Reputation verhalf. Das Konzept dieses Neubaus mit interdisziplinärer Zusammenarbeit unter einem Dach war beispielgebend für viele Klinikneubauten im In- und Ausland und ist auch heute noch aktuell, indem es nicht nur klinische Versorgung, sondern auch wissenschaftliche Aktivitäten in den sogenannten Kopfdisziplinen zusammenführt.

Die Geschichte einer Klinik wird aber nicht nur von den Namen ihrer Leiter geprägt: Bereits vor Beginn der universitären Augenheilkunde in Würzburg hatte der Chirurg Prof. Adelmann mit seinen Zeichnungen eine Enzyklopädie der damals bekannten Augenkrankheiten künstlerisch dokumentiert. Der Anatom Heinrich Müller schuf zur Zeit Welz' die Grundlagen der Histopathologie des Auges. Friedrich Helfreich betrieb in Würzburg eine private Augenklinik. Wilhelm Freytag war anatomischer Zeichner der Würzburger Universität und verfertigte Bilder, die nicht nur in der Vorlesung, sondern auch in den Lehrbüchern von Axenfeld und Schieck Verwendung fanden. Bekanntere Namen wie Werner Kyrieleis und Wolfgang Riehm, die späteren Ordinarien von Marburg und Gießen, gingen aus der Würzburger Augenklinik der 20er Jahre hervor. Fritz Hollwich, späterer Ordinarius in Münster, war an der Würzburger Augenklinik tätig. Schließlich ist Günter Krieglstein, jetziger Direktor der Kölner Augenklinik, ein bedeutender Spross dieser Klinik.

Wenige außerhalb der Würzburger Ophthalmologie wissen, dass ein großer Förderer der Augenheilkunde und des Klinikums ein Schüler des ersten Klinikdirektors war: Dr. Josef Schneider begann als Friseurgehilfe und ließ sich das Studium von zwei wohlhabenden allein stehenden Frauen bezahlen. Er wurde Assistent von von Welz an der Augenklinik und war später ein erfolgreicher Augenarzt in Milwaukee, USA. Er errichtete eine nach seinen Gönnerinnen und ihm benannte Stiftung, deren ursprünglicher Stiftungszweck die augenärztliche Versorgung mittelloser Frauen war. Er war es, der die Stiftung nach der Weltwirtschaftskrise in den 1920er Jahren erneuerte und sogar die Straßenbahnlinie zu dem damals am Stadtrand gelegenen Luitpold-Krankenhaus stiftete, weshalb die Straße den Namen eines Augenarztes trägt: Josef-Schneider Straße.

Eine Fülle von Informationen über den klinischen Alltag gibt das Tagebuch des Hausmeisters Otto Seidel wieder, der über 40 Jahre an der Augenklinik tätig war: Er berichtet dort über allerlei kleine Vorkommnisse und große Ereignisse. Er hat Wessely und Schieck durch deren Amtszeit begleitet, oft auch auf Reisen, er erlebte den Luftangriff auf Würzburg im März 1945 und die nachfolgende Zeit. Ihm ist die Rettung der Bibliothek zu verdanken, wahrscheinlich auch des berühmten ersten Buchs über Augenkrankheiten von Bartisch (1584), das Welz im Jahre 1861 Albrecht von Graefe zur Vermählung schenkte. Er zog in die Provisorien Kaltenhausen und Wiesentheid um, und er bemühte sich persönlich um eine Wiederaufnahme der augenärztlichen Versorgung ab Ende 1945/1946 in der nur gering beschädigten Klinik am Röntgenring. Die kürzlich aufgetauchten Operationsbücher dieser Zeit geben Zeugnis darüber, mit welcher Energie, auch unter diesen Bedingungen, Verletzte versorgt und bald schon wieder Routine-Eingriffe durchgeführt wurden.

Mit dieser Festschrift, deren Haupttext zum größten Teil Frank Krogmann erarbeitet hat, der zugleich als Mitherausgeber fungiert, möchten wir an die Personen und Ereignisse erinnern, welche die 150-jährige Geschichte der Würzburger Augenklinik prägten und bestimmten. Der besondere Dank der Herausgeber geht an die Kollegen und Mitarbeiter, die mit ihren Texten und ihrer tatkräftigen Unterstützung zu diesem Band beigetragen haben. Zu nennen sind hier insbesondere Klaus Bergdolt (Institut für Geschichte der Medizin, Köln), Damian Dombrowski (Institut für Kunstgeschichte, Würzburg), Thomas Meigen (Universitätsaugenklinik, Würzburg) und Andreas Mettenleiter (Institut für Geschichte der Medizin, Würzburg). Die Gestaltung des Layouts verdanken wir Alexander Döll. Das Korrekturlesen hat freundlicherweise Josef Domes übernommen.

Würzburg, im September 2007
Franz Grehn

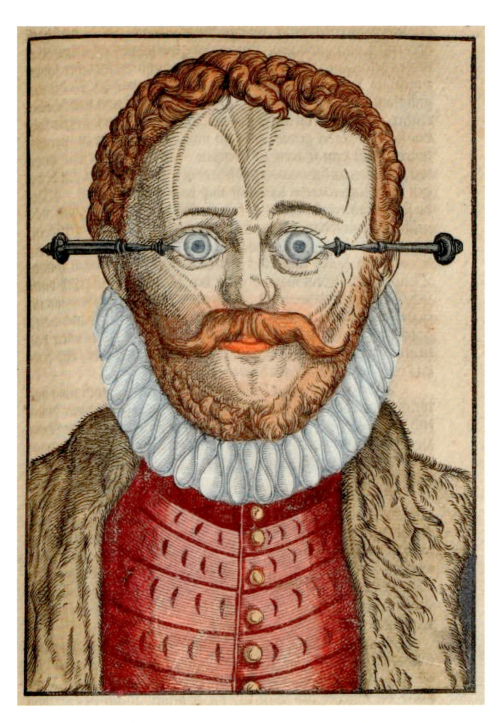

Staroperation. Abbildung aus Georg Bartischs *Ophthalmodouleia* (1583)

I. 5000 Jahre Augenheilkunde

Eine edle Himmelsgabe

Das Augenlicht ist ein ganz besonderes Gut. Als „das edelste Geschenk der Schöpfung".[2] bezeichnete es Georg Joseph Beer (1763–1821), der erste Vorstand der Universitäts-Augenklinik Wien, im Titel seines 1813 erschienenen, populär geschriebenen Werkes zur Förderung der Hygiene des Auges im Volke. In ähnlichem Sinne ließ auch Friedrich von Schiller seinen Wilhelm Tell sprechen:

„O, eine edle Himmelsgabe ist

Das Licht des Auges - ...

Sterben ist nichts –

doch l e b e n und nicht s e h e n,

Das ist ein Unglück".[3]

Eine hohe Wertschätzung für das Sehvermögen findet sich in vielen Kulturen und hat auch in unserer eigenen Geschichte eine lange Tradition. Schon in der Bibel, im Altertum, wird dem Sehen besondere Bedeutung beigemessen – so finden wir unter einigen Versen, die sich mit dem Sehen beziehungsweise Blindsein befassen, die folgenden:

„Behüte mich, wie einen Augapfel im Auge (Psalm 17,8)

Verflucht ist, wer einen Blinden auf dem Wege in die Irre führt!" (Deuteronomium 27,18).

Dementsprechend weit reichen auch die Bemühungen zurück, Einschränkungen des Sehvermögens zu beheben und Blindheit zu verhüten. Von den Sumerern, die vermutlich zwischen 3000 und 2800 v. Chr. erstmals Schreibzeichen in Tontafeln geritzt haben und diese anschließend trockneten oder sogar zur Konservierung brannten, sind auch medizinische Texte der damaligen Priesterärzte überliefert.[4] Die Beschreibungen von Augenerkrankungen sind freilich recht allgemein gehalten, wie etwa „Wenn einem Mann die Augen schmerzen",[5] „Wenn die Augen eines Mannes voll Blut sind" oder „Von dem weiten Himmel her hat ein Wind geweht und hat im Auge des Mannes eine Krankheit bewirkt [...]. Dieses Mannes Krankheit sah die Göttin Namu. Nimm zerkleinerte Cassia, sag die

Erfindung der Brille

Die Brille ist erstmals ziemlich exakt um 1280 nachweisbar. Ihre Erfindung erfolgte wahrscheinlich in engem Zusammenhang mit dem Interesse scholastischer Gelehrter an der optischen Wahrnehmung (Analogie von Gnaden- und Sehstrahlen!). Toskanische Handschriften von 1299, 1305 und 1313 belegen ihre Rezeption vor allem im Umkreis der Dominikaner in Florenz und Pisa. Um 1300 gab es bereits eine umfassende Produktion auf Murano, wo die Herstellung trüber „Billiggläser" durch die neue Zunft der Brillenmacher untersagt wurde. Die Kunst bestand in der Abflachung bereits in der Spätantike und im Hochmittelalter bekannter plankonvexer Lupen, die aus Quarz oder Beryll (daher der deutsche Name) bestanden.

Der Dichter Konrad von Würzburg sprach in der „Goldenen Schmiede" vom „kristalinen Steine". Theorie und Praxis der Erstherstellung verfließen, die Quellenlage ist nicht eindeutig. Roger Bacon und Petrus Hispanus werden immer wieder als Erfinder genannt, ohne dass Beweise vorgelegt werden konnten.

Nach 1300 kamen bei den Intellektuellen zunehmend Lesebrillen in Gebrauch (Petrarca). 1352 entstand im Dominikanerkloster in Treviso die älteste erhaltene Brillendarstellung. Die ersten Minus-Brillen (mit konkaven Gläsern, welche die Kurzsichtigkeit korrigierten) sind im frühen 16. Jahrhundert nachweisbar. In der Kunst des 15. und 16. Jahrhunderts waren Brillen ikonographisch positiv wie negativ besetzt. Kirchenväter, Propheten, Päpste und Gelehrte erschienen ebenso als Brillenträger wie der Teufel, bei dem die Augengläser Maßlosigkeit, Neugier und Gier auf irdische Dinge symbolisierten.[1]

Klaus Bergdolt

Beschwörung [...] her und verbinde das Auge." Die Gabe von Cassia beziehungsweise deren Saft ist durchaus bemerkenswert, denn dieses Präparat wurde noch bis Ende des 19. Jahrhunderts in der Türkei und arabischen Ländern zur Therapie des Trachoms (= ägyptische Augenentzündung) eingesetzt.

In Mesopotamien finden wir aus der Zeit um 1700 vor Chr. das Gesetzeswerk des Königs Hammurabi, welches auf einer Stele verewigt ist und auch medizinische Vorschriften enthält. Diese Gesetzessammlung ist im Original zwar nicht gegliedert, dennoch wird sie heute üblicherweise in 282 Paragrafen eingeteilt. Für den Ophthalmologen dürften dabei die folgenden Paragrafen von besonderem Interesse sein, wobei § 218 eine drastische Strafe für einen ärztlichen „Kunstfehler" vorsieht:

§ 215 Wenn ein Arzt einen Mann mit einem bronzenen Instrument von einer schweren Wunde geheilt oder das Fleckchen im Auge eines Mannes mit dem bronzenen Instrument geheilt hat, so sind ihm dafür 10 Schekel [1 Schekel = etwa acht Gramm] Silber zu bezahlen.

§ 216 Wenn es sich um einen Adeligen handelt, so wird er 5 Schekel Silber erhalten.

§ 217 Wenn es sich um den Sklaven eines freien Mannes handelt, so wird der Herr des Sklaven dem Arzt 2 Schekel Silber geben.

§ 218 Wenn der Arzt einen freien Mann mit einem bronzenen Instrument an einer schweren Wunde behandelt und sterben läßt, und wenn er das Fleckchen im Auge des Mannes mit dem Instrument aus Bronze geöffnet, aber das Auge des Mannes zerstört hat, wird man seine Hände abschlagen."

Die erwähnte Augenoperation wurde von manchen Gelehrten als Operation einer Katarakt interpretiert, wird heute jedoch meist als eine Geschwulstbehandlung gedeutet.[6]

In der ägyptischen Hochkultur finden wir auch durch einen Grabfund im Jahre 1926 in der Nähe der Pyramiden der Könige Cheops, Chephren und Mykerinos bei Giseh den ersten namentlich bekannt gewordenen Augenarzt: Iry, „Arzt des Leibes des Pharao, Hüter des königlichen Darmausganges und Augenarzt des Palastes", wie den Hieroglyphen der Beschriftung der Grabkammer zu entnehmen ist; er dürfte zwischen 2723 und 2563 vor Chr. gelebt haben.[7]

Ca. 1550 v. Chr. entstand der „Papyrus Ebers", eine Papyrusrolle mit dem Titel „Anfang des Buches von den Krankheiten aller Glieder der Menschen", die 1873 von dem Ägyptologen Georg Ebers angekauft wurde und sich heute in der Universitätsbibliothek Leipzig befindet. Der Papyrus enthält Therapievorschläge u. a. für fast 100 Augenkrankheiten. Die Krankheitsbeschreibungen des Auges sind hierbei recht dürftig. Auffällig ist die häufige Verwendung von Augenschminke, anfangs zur Prophylaxe gegen die ägyptische Augenentzündung verabreicht, später dann auch als Kosmetik verwandt.

Bereits die Ägypter gaben Kupfersulfat zur Behandlung des Trachoms beziehungsweise inflammatorischer Augenerkrankungen, daneben Knoblauch und Rettich. Bedenkt man, dass Kupfersulfat auch bei uns noch in der modernen Augenheilkunde verabreicht wurde und bei Untersuchungen aus Knoblauch Allicin sowie aus Rettich Raphanin gewonnen werden konnten, Substanzen mit kräftigen antibiotischen Eigenschaften,[8] zeugt dies von hohen medizinischen Kenntnissen der damaligen Zeit und der Wirkung der verabreichten Mittel.

Hingewiesen sei auch auf die bedeutende indische[9] und chinesische Augenheilkunde im Altertum. Ausführungen hierzu würden jedoch den Rahmen dieser Arbeit sprengen. Zusammenfassend sei festgestellt, dass bereits in der Zeit vor Christi Geburt sowohl die konservative als auch die operative Therapie von Augenerkrankungen durchgeführt wurde. Nachstehend seien weitere Sachverhalte und Erkenntnisse der Ophthalmologie bis zum Ende des 18. Jahrhunderts aufgeführt, welche die Augenheilkunde bis heute beeinflusst haben.

Im 1. Jahrhundert n. Chr. war speziell als Augenarzt Gaios aus der alexandrinischen Schule bekannt. Der griechische Chirurg Antyllos, der in Rom tätig war, führte um 140 n. Chr. neue operative Behandlungen bei Tränenfistel- und Entropiumleiden ein. Er galt als einer der besten Chirurgen der Antike und nahm auch Staroperationen vor. Bereits um 150 n. Chr. stellte Ptolemaeus zur Gesichtsfeld-Messung einen Perimeter her.

Die Medizin des Mittelalters verdankt den arabischen Ärzten sehr viel. Einer von ihnen war Ali ibn Isa, gen. Jesu Haly, Bagdad, der um 1010 starb. Er hatte ein Augenheilkunde-Lehrbuch in drei Teilen veröffentlicht: Anatomie und Physiologie des Auges / sichtbare Augenkrankheiten / nicht sichtbare Augenleiden und ihre Behandlung. Dabei berücksichtigte er auch Bindehautentzündung, Star und das Trachom sowie die Schmerzbekämpfung bei Operationen mit Opium und Mandragora. Für Jahrhunderte gab es in Europa keine besseren ophthalmologischen Lehrbücher. Aus dem Jahre 1250 stammt der „Liber de oculo", eine Abhandlung über Augenkrankheiten, von Pedro Julio, genannt Petrus Hispanus, seit 1276 Papst Johannes XXI. 1255 wurde von Chirurgen in Paris die „Confrérie de Saint-Côme et Saint-Damien", später „Collège des St. Cômes" gegründet – das Kollegium erteilte auch ein Zeugnis für den Starstich. Erst 1713 mit Gründung der Académie de Chirurgie wurde die Korporation hinfällig.[10]

Georg Bartisch veröffentlichte 1583 sein berühmtes Lehrbuch der Augenheilkunde in deutscher Sprache, die *Ophthalmodouleia*, das noch 100 Jahre später hohes Ansehen genoss.[11] Es ist ein umfangreiches und mit schönen Holzschnitten dekoriertes Werk, das unter anderem die Anatomie der Augen, die konservative und operative Behandlung von Augenerkrankungen und die Instrumentenlehre abhandelt. Die operative Therapie der Blepharochalasis und der Ptosis machte es allgemein bekannt. Bartisch führte erstmals eine Enucleatio bulbi aus. Humoralpathologische Einflüsse sind unverkennbar. Der im Volksmund als „Vater August" bekannte Bartisch, galt als gewissenhafter Augenarzt und als geschickter Starstecher; die Linse drückte er durch die Sklera nieder. Er war vermögend und förderte Kunst, Wirtschaft und Handwerk. Besondere Bedeutung erlangte er dabei als Begründer der Dresdener Kunstsammlungen. Seine Ehefrau war die dänische Prinzessin Anna. Von manchen Historikern wird er als Begründer der neuzeitlichen Ophthalmologie angesehen.

1624 entfernte Wilhelm Fabry, genannt Fabricius Hildanus, einem Vorschlag seiner Frau Maria folgend, einen Eisensplitter aus der Kornea mit einem gewöhnlichen Magneten.

1712 nahm Dominique Anel, Genua/Paris, erstmals erfolgreich eine Tränenfisteloperation vor. Patient war der Neffe des Erzbischofs von Genua.

1728 schlug William Cheselden, London, angeregt von John Thomas Woolhouse, eine künstliche Pupillenbildung vor.

Um 1795 versuchte Johann Virgilius Casaamata, Hofaugenarzt in

I. 5000 Jahre Augenheilkunde

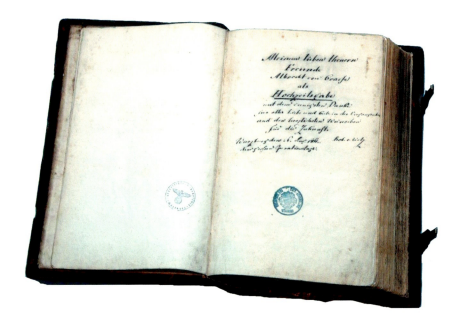

Abb. I.1: Persönliche Widmung im Würzburger Exemplar von Georg Bartischs *Ophthalmodouleia*. Der Band war ein ebenso originelles wie wertvolles Hochzeitsgeschenk. Robert Ritter von Welz an Albrecht von Graefe

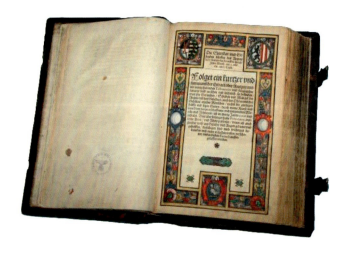

Abb. I.2: Titelseite des prächtig kolorierten Würzburger Bartisch

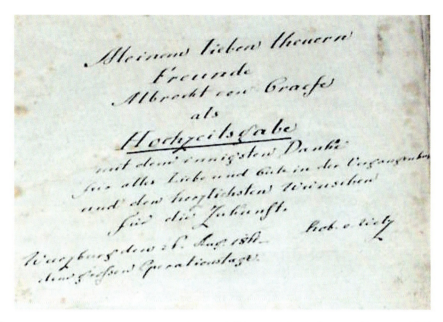

Abb. I.3: Widmung an Albrecht von Graefe: „Meinem lieben theuern Freunde Albrecht von Graefe als Hochzeitsgabe mit dem innigsten Danke für alles Liebe und Gute in der Vergangenheit und den herzlichsten Wünschen für die Zukunft"

Dresden, die Implantation einer künstlichen Augenlinse bei Aphakie. Auf die Idee brachte ihn möglicherweise der reisende Okulist Tadini.[12]

1765 erfolgte die Verleihung des ersten Lehrstuhls für Augenheilkunde in Paris an den Chirurgen und Augenarzt Louis-Florentin-Deshaies Gendron. Die Lehrkanzel war bereits 1762 für Jacques Daviel kreiert worden und bestand nur wenige Jahre.

1773 wurde die erste Lehrkanzel für Augenheilkunde im deutschen Sprachgebiet an der Universität Wien mit Joseph Barth, Anatom und Augenarzt, besetzt. Die Lehre blieb jedoch auf theoretischen Unterricht beschränkt. 1781 wurden in Göttingen Zimmer für Augenkranke in der Chirurgischen Klinik eingerichtet. Diese abgetrennten, speziellen Behandlungsstätten wurden in den Folgejahrzehnten sukzessive in weiteren großen Universitätsstädten eingeführt.

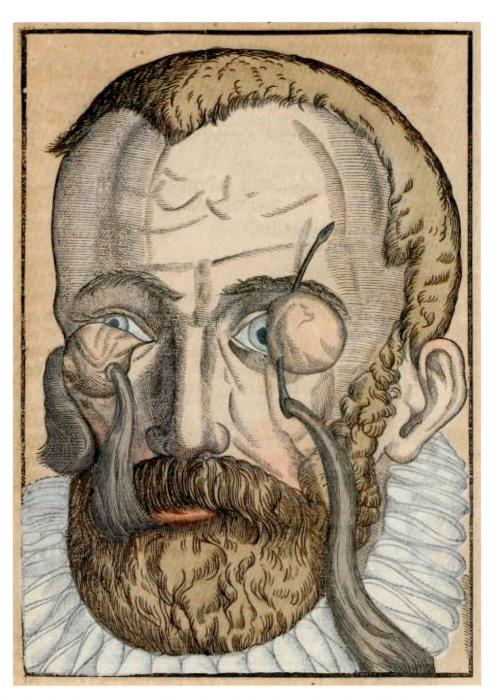

Abb. I.4: Entfernung von „wildem Fleisch der Augen" aus der *Ophthalmodouleia* von Georg Bartisch (1583)

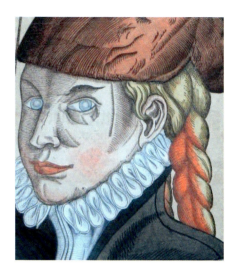 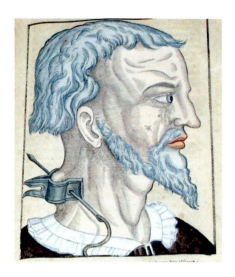

Abb. I.5: Grauer Star (links) und Behandlung von „gar argen alten Flüssen der Augen" mit einem Haarseil (rechts) aus der *Ophthalmodouleia* von Georg Bartisch (1583)

Anatomie und Pathologie

Um anatomische Erkenntnisse hatte sich

> um 500 v. Chr. Alkmaion aus Kroton verdient gemacht, der als erster den Sehnerv (N. opticus) beschrieb, und um 300 v. Chr. Herophilus, der Schichten des Augapfels, nämlich Retina, Chorioidea und Sklera darstellte.
>
> Um 40 n. Chr. publizierte Aulus Cornelius Celsus, Rom, bereits über die Gelbfärbung der weißen Augenhaut (Subikterus).
>
> Bereits 1160 veröffentliche Abu Walid Muhammad Ibn Rušd, gen. Averroes, Córdoba, seine Erkenntnis, dass allein die Netzhaut das Licht wahrnimmt.
>
> 1600 beschrieb Hieronymus Fabricius ab Acquapendente, Padua, als erster die richtige Abbildung der Linsenlage.
>
> 1722 folgte die Erstbeschreibung der Netzhautablösung durch Charles de Saint Yves, Paris. Er behandelte Augenerkrankungen als erster mit Silbernitratlösung. 1768 stellte William Heberden, London, die Nachtblindheit vor.

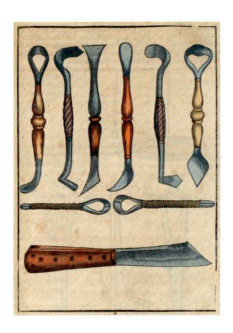 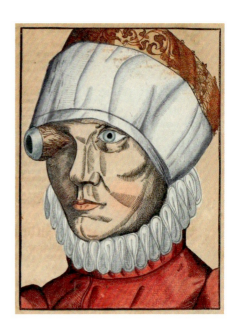

Abb. I.6: Verschiedene augenärztliche Instrumente (links) und Kranke mit einem „grossen heraus strotzenden Auge" (rechts). Abbildungen aus der *Ophthalmodouleia* von Georg Bartisch (1583)

1777 beschrieb der Schiffskapitän Joseph Huddart, London, die Farbenblindheit. 1798 erkannte John Dalton, London, die Rotgrünblindheit.[13]

Krankheitslehre und Therapie

Blennorrhoe Die Therapie der (Ophthalmo-) Blennorrhoe als schleimige beziehungsweise eitrige Bindehautentzündung wurde schon in der Antike beschrieben und erlangte bei Neugeborenen als zur Erblindung führende Augenentzündung besondere Bedeutung.

Circa 500 v. Chr. erwähnte bereits Susruta als Vertreter der altindischen Heilkunde die Ophthalmia neonatorum.

1750 identifizierte Samuel Theodor Quelmalz, Leipzig, die Ursache der Blennorrhoea neonatorum, nämlich den zur Erblindung der Kinder führenden eitrigen Scheidenfluss der Mutter, ursächlich hervorgerufen durch die Gonorrhö des Vaters.

Krankheitslehre und Therapie

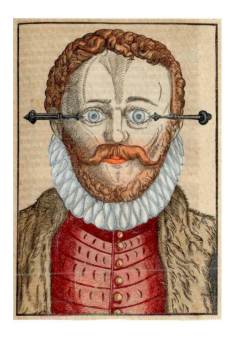 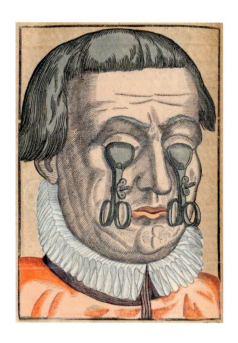

Abb. I.7: Staroperation (links) und Therapie der „Augenbrunnen" (rechts). Abbildungen aus der *Ophthalmodouleia* von Georg Bartisch (1583)

Quelmalz fand jedoch bei seinen Zeitgenossen zunächst keine Zustimmung.

Trachom 1789 trat bei den napoleonischen Truppen in Ägypten eine Augenepidemie auf, die viele Soldaten innerhalb kürzester Zeit erblinden ließ. Die infektiöse Erkrankung der Bindehaut, bezeichnet als „Trachom" beziehungsweise „ägyptische Augenentzündung" oder „ägyptische Augenkrankheit", wurde nach Europa eingeschleppt, mit Jahrzehnte währenden verheerenden Folgen.[14]

Katarakt und Staroperation Die Bezeichnung „Star" [„starren"] ist im Deutschen seit Jahrhunderten überliefert und weist auf den starrenden Blick des Patienten hin. Bereits im Papyrus Ebers ist offensichtlich die medikamentöse Therapie des grauen Stars beschrieben. Der genaue Sitz der Trübung war in der Antike noch nicht bekannt.

Celsus definierte die Katarakt als Ansammlung einer Flüssigkeit in der leeren Pupille. Er empfahl bei einer Starerkrankung im Frühstadium eine konservative Therapie, u. a. mittels Aderlass, Anregung vermehrter Schleimproduktion, Räucherung und Salbung. Galen teilt die Starbildungen in drei Kategorien ein: jugendliche, komplizierte und unkomplizierte Trübungen.

Zurückgehend auf Abu Ali Ibn-Sina (Avicenna) finden wir in mittelalterlichen Schriften als Bezeichnung für den Star „aqua" [von „Herabsteigen des Wassers"]. Gerhard von Cremona kreierte im 12. Jahrhundert n. Chr. den Begriff „Katarakt" für den grauen Star.

Bis in die Mitte des 17. Jh. verortete man den grauen Star in einem weißen Häutchen zwischen Iris und Linse. 1650 gaben Remy Lasnier und Francois Quarré den Sitz des grauen Stars ausschließlich in der Linse an. 1656 konnte der Jenaer Anatomieprofessor Werner Rolfinck dies an der Leiche bestätigen. Diese Erkenntnis fand jedoch wenig Beachtung. Sie wurde von den französischen Wundärzten Antoine Maître-Jan und Michel Brisseau 1705 erneut vertreten. Es dauerte jedoch noch Jahrzehnte, bis diese Auffassung breite Anerkennung fand. In Deutschland wurde die „neue" Lehre von Lorenz Heister bestätigt.

Grüner Star (Glaukom) Bereits in der Antike gab es den Begriff „Glaukom", der aber für jede unheilbare Trübung der Pupille verwandt wurde. So erwähnt schon Galen das Glaukom als durch eine Verringerung beziehungsweise Eindickung des Kammerwassers verursachte gelblich oder grünlich gefärbte Austrocknung des Kristalls. Deshalb wurde in Zusammenhang mit der durch Glaukom bedingten Erblindung die Linse als das Zentrum des Sehens definiert.

1583 ging auch Georg Bartisch in seinem Werk auf den grünen Star ein. Er schlug zur Therapie Purgieren und Aderlass vor sowie eine Waschung mit einem Heilwasser aus diversen pflanzlichen Substanzen. 1622 stellte Richard Banister, England, bei der Glaukomerkrankung eine erhöhte Spannung des Augapfels bei weiter Pupille fest, sah jedoch als Grund der Erblindung weiterhin die Eintrocknung der Augenlinse (Kristall) an.

1648 äußerte Vopiscus Fortunatus Plemp die Vermutung, dass es sich bei Glaukom nicht um eine Erkrankung der Linse, sondern der Augenfeuchtigkeit (Kammerwasser und Glaskörper) handelte. 1722 beschrieb Charles de Saint-Yves das Glaukom als eine teilweise stark schmerzhafte Erkrankung des Sehnervs bei erweiterter Pupille, und zunehmender Visusminderung bei Gesichtsfeldausfällen und gab damit die erste brauchbare Beschreibung des Glaukoms in unserem heutigen Sinne.

Iridektomie Als Wegbereiter der Iridektomie darf Michael de Wenzel gelten, der 1786 über die Ausschneidung der Iris, jedoch innerhalb des Auges, berichtete. 1798 nahm dann Georg Joseph Beer in Wien eine Iridektomie als Ausschneidung eines Teils der Regenbogenhaut außerhalb des Auges vor, fand dafür aber kaum Anerkennung.[15]

Strabismus (= Schielen) Bereits im 2. Jahrhundert erkannte Galen als Ursache des Schielens eine Veränderung der normalen Augenmuskelfunktionen. Paulos von Aegina, byzantinischer Arzt; schlug in seinem ‚Hypomnema' (Erinnerungsbuch) zur Therapie von Schielstellungen bei Kleinkindern das Aufsetzen einer Maske bei einer den Augen vis-à-vis stehenden Lampe vor. 1583 erneuerte Georg Bartisch in seiner *Ophthalmodouleia* den Vorschlag, das Schielen mittels eigens spezieller Kappen zu behandeln. Noch im 17. Jahrhundert verstand man unter ‚Schieckeln' Schielen bei Sehschwäche. 1615 gab Jacob Schalling in seinem *Augentrost* als Ursache des Schielens eine fehlerhafte Augenmuskeltätigkeit an, konnte sich mit dieser Auffassung aber nicht durchsetzen. 1722 bestätigte Charles de Saint-Yves diese Annahme, stand jedoch noch immer im Gegensatz zur herrschenden Lehre. Er äußerte erstmals die Vermutung, dass ein Doppeltsehen bei schielenden Kindern nicht zu beobachten sei und empfahl die bereits erwähnten Schielkappen. Die Okklusionsbehandlung wird von ihm erstmals beschrieben. John Taylor erkannte als Ursache des Schielens eine Störung des Gleichgewichts der Augenmuskeln und durchtrennte deshalb erstmals operativ den zu starken Muskel.[16]

Staroperation

Hauptaufgabe der Augenärzte war über Jahrhunderte die Behandlung des grauen Stars, an deren Ende meist die Operation stand. Die älteste hierbei angewandte Technik war die Depression. Dabei stach der Operateur („Starstecher") mit einer Nadel vom Hornhautrand in die Sklera ein, führte die Nadel bis zum oberen Rand der Linse, drückte mit der Nadelspitze die Linse nieder und versenkte diese im Glaskörper. Dadurch war die getrübte Linse verschwunden, die Pupille war frei, und der Patient konnte wieder sehen. Der Gebrauch der nach einer Operation erforderlichen Star--Brille wurde bereits 1623 in einer spanischen Schrift beschrieben.

Zwar wurde an den Universitäten die Staroperation gelehrt, aber die praktische Ausführung nahmen bis weit in das 18. Jahrhundert hinein fast ausschließlich reisende Starstecher vor, die in der Regel nur eine handwerkliche Ausbildung besaßen.

Gegründet auf die Annahme, dass der graue Star auf einer Trübung der Linse selbst beruhte, etablierte Jacques Daviel 1745 die Technik der Extraktion der Linse neu, die sich vermutlich schon bei Antyllos im 2. Jahrhundert n. Chr. findet, die aber weitgehend in Vergessenheit geraten war. Bereits Stefan Blankaart soll die Technik wieder angewandt haben, bei welcher der Operateur einen Schnitt in die Hornhaut machte und die prolabierte Linse mit einem kleinen Haken herauszog.

In Deutschland führte die Davielsche Technik zuerst Georg F. Sigwart, Tübingen, ein.

1765 machte Jean Colombier den Vorschlag, bei weichen Staren die vordere Linsenkapsel zwecks Absaugung der Linse zu öffnen. Damit ist er ein früher Beschreiber der Diszission.

1785 setzte sich Anton Karl von Willburg für die Reklination ein; bei dieser Methode stach der Operateur die Nadel in die vordere Kammer, drückte mit ihr auf den oberen Teil der vorderen Linsenfläche und drehte die Linse rückwärts so, dass sie auf dem Boden des Augapfels mit der vorderen Fläche nach oben sah. Diese Technik war jedoch auch schon zuvor ausgeübt worden.[17]

Frank Krogmann

II. Das 19. Jahrhundert

Die Professionalisierung der Augenheilkunde

Das 19. Jahrhundert brachte für die Augenheilkunde große Veränderungen sowohl in organisatorischer als auch in wissenschaftlicher Hinsicht. Eine bedeutende Rolle spielte dabei die Wiener medizinische Schule. Aus Paris war Baron Michael de Wenzel, der nach Daviels Tod als bester Staroperateur Europas galt, um 1770 und 1773 nach Wien berufen worden, um Augenärzte für Österreich auszubilden. Die Berufung von Wenzel erfolgte auf einen Vorschlag von Gerhard van Swieten, der Schüler von Boerhaave in Leiden gewesen war.[18] Boerhaave hatte an seiner Schule die Verbindung zwischen theoretischem und praktischem Unterricht am Krankenbett eingeführt.[19] Und diese Unterrichtsweise wollte auch van Swieten in Österreich fördern. Er hatte als Protomedikus, also als oberster Arzt Österreichs und Leibarzt der Kaiserin Maria Theresia, wesentlichen Einfluss auf das Gesundheitswesen und die medizinische Ausbildung. Als Wenzel zum zweite Mal nach Wien kam, bildete er unter anderem den Anatomen Joseph Barth (1745–1818) zum Augenarzt aus, der dann 1773 als Lehrer für die Augenheilkunde an der Universität Wien bestellt wurde. Somit hatte Wien bereits zu jener Zeit eine eigenständige Lehrkanzel für Augenheilkunde aufzuweisen. Aber Barth wollte sich unliebsame Konkurrenz fernhalten und bildete bis zu der Aufgabe seiner universitären Lehrtätigkeit 1791 nur eine verschwindend geringe Zahl von Okulisten aus,[20] darunter jedoch Johann Adam Schmidt (1759–1809),[21] seit 1788 außerordentlicher Professor für Anatomie und Chirurgie am Josephinum[22] und erfolgreicher Augenarzt.

Barth hatte als anatomischer Zeichner einen jungen Gehilfen, Georg Joseph Beer (1763–1821). Dieser war sehr geschickt und fand an der Augenheilkunde großes Interesse. Nach langen Mühen und Widrigkeiten erreicht er 1812 die Berufung zum außerordentlichen Professor für Augenheilkunde und erlebte 1818 noch die Erhebung dieses Lehrstuhls zum Ordinariat. Damit war die Augenheilkunde als eigenständiges Fach etabliert.

Nicht nur aus Österreich strömten junge Mediziner nach Wien, sondern aus ganz Europa und sogar Amerika kamen die Schüler, um sich bei Beer ophthalmologische Kenntnisse zu erwerben: Ph. Fr. von Walther in München, C. F. von Graefe in Berlin, M. Langenbeck in Göttingen, C. von Textor in Würzburg, M. J. von Chelius in Heidelberg, Fr. A. von Ammon in Göttingen, K. H. Weller in Halle, Fr. Ph. Ritterich in Leipzig, T. W. G. Benedict in Breslau, Flarer in Pavia, A. von Rosas in Padua, Quadri in Neapel, J. Th. Fabini in Budapest, J. N. Fischer in Prag, G. F. Frick in Baltimore und W. Mackenzie in Glasgow.[23] Alle großen Augenärzte jener Zeit waren Schüler Beers gewesen und wurden an ihren jeweiligen Wirkstätten zu den ersten Ordinarien für Augenheilkunde.

Erst seit der Gründung der ersten Universitäts-Augenklinik in Wien im Jahre 1812 ist nach und nach die naturwissenschaftliche Grundlage der Ophthalmologie geschaffen worden. Die Starstecher, die Jahrhunderte lang ihr Handwerk verrichtet hatten, wurden immer mehr an den Rand gedrängt. Die Rolle Wiens als Mutterstätte der europäischen Augenheilkunde währte bis in das 20. Jahrhundert.

Die Gründung von eigenständigen Universitäts-Augenkliniken und Lehrstühlen ließ allerdings in den deutschen Landen noch auf sich warten. Es sollte bis zum Jahre 1852 dauern, bis in Leipzig das erste deutsche Ordinariat für Augenheilkunde eingerichtet wurde. Es folgten München 1863 und Würzburg 1866.[25] Die preußischen Universitäten brauchten etwas länger, bis sie eigenständige Lehrstühle für Augenheilkunde bekamen. Das gilt selbst für Berlin, Breslau und Königsberg. Nicht einmal Albrecht von Graefe gelang es, das Fach Augenheilkunde in Preußen dauerhaft als ordentliches Lehrfach durchzusetzen. Zwar wurde er 1866 ordentlicher Professor der Berliner Medizinischen Fakultät und hatte seit 1868 das Ordinariat für Augenheilkunde inne, aber nach seinem Tode 1870 wurde das Ordinariat wieder aufgelöst. Ordentliche Lehrstühle für Augenheilkunde wurden in Preußen an allen Universitäten erst 1873 errichtet.[26] Die Einrichtung eigenständiger Universitäts-Augenkliniken ging einher mit einem verstärkten Streben nach Verbesserung der theoretischen Grundlagen, der operativen Möglichkeiten sowie der Institutionalisierung in Fachzeitschriften und Kongressen. 1854

Volkstümliche Augenheilkunde.
Ein Patientengesuch um 1800

Jahrhundertelang lag die operative Augenheilkunde fast ausschließlich in den Händen von fahrenden Operateuren. Sie zogen von Ort zu Ort und boten auf Jahrmärkten und in Gasthäusern ihre Dienste an, und manche von ihnen erwarben sich großen Ruhm. Die meisten Augenkranken verzichteten jedoch früher aus verständlichen Gründen auf eine Operation, wenn sich diese nur irgendwie vermeiden ließ. Sogar der berühmteste deutsche Chirurg des 18. Jahrhunderts, Lorenz Heister, gab selbst beim grauen Star oft lieber Arzneien. Solche Arzneien konnten nicht nur Ärzte verschreiben. Wie bei anderen Krankheiten auch, bevorzugten viele Kranke vielmehr die oft preisgünstigere und nähergelegene Hilfe eines Handwerkschirurgen, eines Baders oder Barbiers. Oder sie gingen zu einem der zahllosen irregulären Heiler, die vor 1800 auch bei Augenkrankheiten vor allem auf dem Lande entscheidend zur medizinischen Versorgung beitrugen und häufig großes Vertrauen genossen.

Von der Obrigkeit und der Ärzteschaft wurden diese Heiler als „Kurpfuscher" bekämpft und mit drakonischen Strafen bedroht. Welch große Hoffnungen aber manche Patienten und ihre Angehörigen in ihre Künste und Mittel setzten, zeigt anschaulich der folgende Bittbrief des augenkranken Anderlbauern aus der Zeit um 1800. Vergeblich hatte er schon die Behandlungsvorschläge einer ganzen Reihe von Ärzten und Handwerkschirurgen in der Tölzer Gegend versucht, aber ohne Erfolg. Nun fürchtete er vollends zu erblinden und wandte sich daher an den bayerischen König persönlich und bat um die Erlaubnis, den Jakob Noderer, einen nicht-approbierten, aber für seine Augenkuren berühmten Heiler zu konsultieren. Über den Erfolg seines Gesuchs ist nichts bekannt, ebensowenig über das weitere Schicksal des Kranken. Sein Bittbrief läßt jedoch eindrucksvoll erkennen, wie schwer die Ärzte es damals hatten, sich mit ihrem Streben nach einer Professionalisierung der Augenheilkunde und einem weitgehenden Behandlungsmonopol für die konservative Behandlung von Augenleiden durchzusetzen. Für die meisten Menschen zählte damals nicht die Behandlung „lege artis", sondern allein der sichtbare Heilerfolg, und jener Staat, der sie vor den gefährlichen „Kurpfuschern" schützen wollte, beraubte sie aus ihrer Sicht der letzten Chance auf Heilung.

„Allerdurchlauchtigst-
Großmächtiger König,
Allergnädigster König und Herr!

Auf meine besorglich gäntzlicher Erblindung und schon allenthalben vergeblich gebrauchten Kuren unterm 25ten Jänner heurigen Jahres allerunterthänigst eingereichte Bittschrift geruhten Euer Königliche Majestätt allergnädigst mich an den Medicinal-Rath Titl. Koch anzuweisen, wofür ich auch den allerunterthänigsten Dank abstatte. Koch besahe meine Augen, fragte mich um alle Umstände, ob ich nicht einige Wochen hier verbleiben könnte, und verschrieb mir ein Augenwasser.

Indessen sagte er mir ganz offenherzig, ein Auge seye schon weg, also incurabel, und für das zweyte (er wolle es probieren) könne er mir nicht gutstehen. Alle umliegenden Doctores und Baader, ja selbst den Augendoktor Häberl, der mich 3/4tl Jahr in der Kur hatte, gebrauchet ich zu Rettung meines Augenlichts, und keiner konnte mir nicht nur nicht helfen, sondern machten im Gegentheil das Uebel desto Ärger, da ein Aug schon dahin ist, und ich das zweyte zu verliehren eben auch in äusserster Gefahr stehe, da bevor Titl. Koch sich selbst äußerten, mir keine sichere Hilfe versprechen zu können. Niemand hilft, niemand kann helfen, und der, der mir die Hilfe zusichert, der schon so viele Proben seiner Geschicklichkeit gemacht und dem es noch nie mißlungen hat, darf mir nicht und auch niemand anderen helfen. Ist das kein Zwang, der sogar dem Gesetz der Natur entgegen lauft?

Oder welches Recht verbiehtet mir, bey demjenigen Hilfe zu suchen, der mir als Mitmenschen in den verzweifeltsten Zufällen helfen kann? Wahr ist's, es giebt Pfuscher und Leute, die bey denen Patienten mehr verderben, als gut machen, und da ist eine solche Abstellung so nothwendig als weislich. Wenn aber einer ein Geheimnis hat, die der andere, ja keiner besitzt, wenn dieser in seiner Kurart immer glücklich war, und wenn er nur dann erst einen Patienten übernimmt, da ihn Wundärtzte und Chyrurgen als inkurabel anerkennen und hilflos laßen, darf ein solcher seinem Mitmenschen demnach nicht mehr beyspringen, und muß er ihne zu Grunde gehen laßen? In welchen Theile der Welt ist wohl dieses Gesetz aufzufinden?

Ich bin ein Mann von besten Jahren, mit 4 kleinen Kindern belastet, ernähre meinen alten Vater im Austrag und habe so große Abgaben zu profitieren. Alles verläßt mich hilflos, der der mir das augenlicht noch herstellen könnte, darf nicht, und so muß ich als getreuer baierischer Unterthan aus widernatürlichen Zwang nolens volens blind werden. Welche schaudervolle Thathandlung in baierischen Staaten!!!

Bey all diesen schreckbaren Umständen stehet mir auf Gottes Erdboden kein anderes Mittel übrig, als Euer Königliche Majestät durch Gott, dann um der heiligsten Gerechtigkeit und Menschheit willen allerunterthänigst, ja fußfälligst zu bitten, sich meiner und deren Meinigen zu erbarmen, das nächst zu gantz verliehrende Augenlicht (denn es heißt ohnehin: ein blinder Mann ein armer Mann) gleichwol zu beherzigen, sohin allergnädigst zu bewilligen, daß der Jakob Noderer (nicht Lorenz Jaiker), Bauer zu Heilbrunn, königlichen Landgerichts Tölz, der die Augen, die fast schon zugewachsen gewesen, wiederum frisch und gesund herstellte, mich in die Kur nemmen und das noch wenige Augenlicht bey mir noch retten darf, weil sonst Niemand mehr ist, der mir helfen kann."[24]

Michael Stolberg

begründete Albrecht von Graefe das *Archiv für Ophthalmologie*.[27] 1857 lud von Graefe das erste Mal zu einem Ophthalmologen-Treffen nach Heidelberg ein. Von 1863 an wurden die Treffen grundsätzlich alljährlich abgehalten. Es entstand als Verein „Ophthalmologische Gesellschaft", seit 1875 „Ophthalmologische Gesellschaft Heidelberg" und seit 1920 „Deutsche Ophthalmologische Gesellschaft".[28]

Im Anschluss an die erste Zusammenkunft um Graefe in Heidelberg fand in Brüssel 1857 der erste internationale Ophthalmologenkongress statt. Es trafen sich mehr als 250 Augenärzte aus aller Welt, vor allem aus den europäischen Ländern, aber auch aus Übersee, aus den USA, aus Venezuela und Brasilien. Dieser Kongress war von der belgischen Regierung initiiert worden. Man wollte Kenntnisse insbesondere über die Heilung der so genannten „ägyptischen Augenentzündung" erlangen, von der Belgien besonders betroffen war. Das 1830 von den Vereinigten Niederlanden abgetrennte Belgien hatte nämlich nach den Kriegen mehr als 5000 blinde Soldaten zu versorgen, dazu eine unbekannte Zahl von erblindeten Zivilisten. Die große Verbreitung der Ophthalmia militaria war ein Grund für die Schaffung der ersten Lehrstühle für Augenheilkunde und Spezialaugenkliniken im Jahre 1838 in Lüttich und Gent. In der Behandlung des Trachoms, auch dieser Tage noch weltweit die häufigste Erblindungsursache und das heute bekanntlich meist mit Tetrazyklinen und Sulfonamiden therapiert wird, setzte sich im 19. Jahrhundert die Anwendung von Kupfersulfat immer mehr durch. Kupfersalze waren bereits in der altägyptischen Medizin verabreicht worden,[29] doch war dieses Wissen für viele Jahrhunderte verloren gegangen. Das vielfach verabreichte salpetersaure Silber (Guthrie) wurde besonders in England, Belgien und Italien eingesetzt, hatte aber bei zu langer Anwendung eine schmutziggelbe Färbung der Bindehaut zur Folge, die sehr hässlich wirkte.[30]

Auf dem Kongress 1857 wurden die Ursachen der Augenentzündungen und deren Therapie kontrovers diskutiert. Ein verbindlicher Therapievorschlag kam nicht zustande. Einig war man sich jedoch darüber, dass an jeder Medizinischen Fakultät eine Augenklinik einzurichten sei. Außerdem wurde dieser Kongress zum Ort des Triumphes für Albrecht von Graefe, der hier seine kurz zuvor kreierte Iridektomie als erste erfolgreiche Operation eines Glaukoms vorstellte.[31]

Die wichtigsten Entdeckungen und Neuerungen

1851 veröffentliche der Physiker, Physiologe und Arzt Hermann Helmholtz (1821–1894), Königsberg, eine Abhandlung mit dem Titel „Beschreibung eines Augenspiegels zur Untersuchung der Netzhaut im lebenden Auge" vor.[32] Seine Erfindung erwies sich als bahnbrechend. Mit dem Augenspiegel konnten erstmals die Veränderungen der Netzhaut oder des Sehnervs betrachtet und differenziert werden.

Zentrale Bedeutung für die Entwicklung der Augenheilkunde gewann zudem die pathologische Forschung. Zu Beginn des Jahrhunderts ließen sich manche Krankheitsbilder schon deshalb nicht nach unseren modernen Vorstellungen erklären, da die nötigen anatomischen und pathologischen Kenntnisse fehlten. Eine wesentliche Rolle für den Wandel des Krankheitsverständnisses, hier sei stellvertretend für eine Reihe namhafter Forscher Rudolf Virchow erwähnt, der 1858 seine Monographie „Die Cellularpathologie in ihrer Begründung auf physiologische und pathologische Gewebelehre" veröffentlichte und die Zelle als Sitz der Krankheit definiert hat, was eine völlige Neuerung in der Medizin darstellte.[33]

Zeitgleich waren in der Augenheilkunde wesentliche Erkenntnisse gewonnen worden: So wurden durch Heinrich Müller in Würzburg genaue Untersuchungen der Netzhaut publiziert, außerdem entdeckte er eine Ring-Faserschicht am Ziliarkörper, Ganglien-Zellen und glatte Muskel-Fasern in der Aderhaut sowie glatte Muskeln in den Augenlidern und in der Orbita.[34]

Manche Entdecker waren rückblickend ihrer Zeit voraus. So beschrieb 1834 Wilhelm Werneck (1787–1842) in Salzburg bereits die Lichtkoagulation des Auges. Erst 115 Jahre später sollte diese Technik dann ihren Einzug in die praktische Ophthalmologie halten, als nämlich Gerhard Meyer-Schwickerath 1949 in Göttingen einen Vortrag mit dem Thema hielt: „Über die Möglichkeit der Koagulation der Netzhaut mit Lichtstrahlen".[36] Im Frühjahr 1946 hatte er auf dem Dach der Universitäts-Augenklinik in Hamburg mit einem selbstgebauten Gerät bei Sonnenlicht mit diesbezüglichen Versuchen angefangen und konnte bei der 55. Tagung der DOG 1949 über eine erfolgreiche Anwendung des Sonnenlicht-Koagulators zur Verschließung von Netzhautlöchern berichten.[37] Nachstehend eine Übersicht bedeutender ophthalmologischer Entdeckungen und Ereignisse des

Der Augenspiegel

n der Ophthalmologie sah man in der Entwicklung des Augenspiegels durch Hermann Helmholtz, den der schottische Physiker James Clerk Maxwell, der Begründer der experimentellen Kolorimetrie, einen intellektuellen Giganten nannte, von Anfang an einen Schritt ins neue Zeitalter. Kaum war die Entdeckung des genialen Schülers des Berliner Physiologen Johannes Müller publiziert (Berlin 1851), erkannte man, wie wichtig der Augenspiegel für das sich von der Chirurgie emanzipierende Fach war. Als Albrecht von Graefe, der wohl bedeutendste Augenarzt des Jahrhunderts, zum ersten Mal den Augenhintergrund betrachtete, soll er ausgerufen haben: „Helmholtz hat uns eine neue Welt erschlossen. Was wird da zu entdecken sein!" Einzelne Anekdoten berichten übrigens auch von Ophthalmologen, die lange üben mussten, bis sie „zum erleuchteten Augenhintergrund durchblickten"... Immer mehr Physiker und technisch interessierte Augenärzte beschäftigten sich nun mit der „Ophthalmoskopie", die, wie man bald erkannte, auch eine Beurteilung des Gefäßstatus und mancher internistischer Erkrankungen erlaubte. Nicht nur Johann Evangelista Purkyne, dessen Erfindung (1823!) zunächst kaum beachtet worden war, sondern auch Theodor Ruete (1852), Richard Liebreich (1863) und der Franzose Marc-Antoine Giraud-Teulon (der 1861 ein Gerät zur binokularen Beurteilung des Augenhintergrunds konstruierte) lieferten intelligente und sinnvolle Modifikationen. Der Schweizer Edmund Landolt zählte um 1870 bereits etwa 50 verschiedene Augenspiegel auf. Seit 1850 konnten so in wenigen Jahren erstmals z.B. die Retinitis pigmentosa, Netzhautablösungen, Makuladegenerationen, die Retinopathia diabetica, die Embolie der Zentralarterie, Zentralvenenthrombosen, Sehnervenentzündungen, Stauungspapillen, tuberkulöse Veränderungen und glaukomatöse Papillenexkavationen sicher diagnostiziert und wissenschaftlich untersucht werden. Die Zeit des ominösen „Schwarzen Stars", unter den zahlreiche unklare Krankheiten subsumiert worden waren, war Vergangenheit. Wohl kein Fach erfuhr zur Mitte des 19. Jahrhunderts - in unmittelbarer Folge des von Müller und Virchow eingeleiteten Paradigmenwechsels - einen derartigen Innovationsschub wie die Ophthalmologie.[35]

Klaus Bergdolt

II. Das 19. Jahrhundert

19. Jahrhunderts:

1803 führte Karl Himly erstmals in Deutschland (Göttingen) in die Augenheilkunde den klinischen Unterricht ein. Die pupillenerweiternde Wirkung der Belladonna wurde von ihm wieder beobachtet.

1812 publizierte William Charles Wells, London, über Sehstörungen bei Nierenentzündung.

1817 erhielt Pest, jetzt Budapest, eine Universitäts-Augenklinik, Vorstand wurde Johann Gottlieb von Fabini.

1819 erregte Johann Evangelista Purkinje Aufsehen mit seiner an der Prager Universität eingereichten Dissertation über das Sehen. Die Arbeit weckte auch das Interesse Johann Wolfgang von Goethes.

1834 publizierten Purkinje und Gabriel Valentin über die Flimmerbewegung.

1838 gab Friedrich August von Ammon, Göttingen, seinen Atlas der Augenkrankheiten heraus, der insbesondere in Norddeutschland als Standardwerk galt.

1841 hat Amadeus Bonnet, Lyon, seine Methode zur Enucleatio bulbi erstmals angewandt.

1844 führte erstmals Ferdinand Arlt, Prag, im deutschen Sprachgebiet Sehproben mit Buchstaben verschiedener Größe ein.

1852 führte William Bowman, London, eine künstl. Pupillenbildung aus. Von ihm stammt auch eine Sonde für den Tränen-Nasenkanal. Er widersprach der Äußerung E. Brückes, dass der Glaskörper geschichtet sei.

1853 erkannte Albrecht von Graefe die Pigmententartung der Netzhaut (Retinitis pigmentosa) und die Netzhautablösung.

1853 stellte Ernst Coccius, Leipzig, einen neuen, planen Augenspiegel her. Er schuf auch einen Ophthalmometer.

1854 erkannte Ferdinand Arlt als Ursache der Myopie die Verlängerung des Bulbus.

1854 gab Eduard Jaeger Ritter von Jaxtthal, Wien, seine Schriftskalen zur Sehprobe heraus.

1855 diagnostizierte Eduard Jaeger erstmals die Tuberkulose der Aderhaut.

1855 stellte Albrecht von Graefe die Netzhauterkrankung bei Nierenleiden fest.

1855 beschrieb Bartholomäus Panizza das kortikale Sehzentrum im Gehirn im entgegengesetzten Hinterhauptslappen.

1856 wurde Ferdinand Arlt zum Ordinarius für Augenheilkunde an der Universität Wien berufen und bekleidete dieses Amt bis 1883. Arlt genoss eine außerordentlich große Popularität. Seine zahlreichen Schüler kamen aus der ganzen Welt. Fast alle bedeutenden Augenärzte der damaligen Zeit hatten bei ihm gelernt.

1858 stellte Frans Cornelis Donders, Utrecht, als Ursache der Weitsichtigkeit eine Verkürzung des Bulbus und somit der Lichtbrechung hinter der Netzhaut fest. Im selben Jahr gründete er in Utrecht ein Krankenhaus für Augenkranke; in diesem behandelte er in nur zehn Jahren 15.000 Patienten, davon fast 3.000 operativ.

1859 publizierte Albrecht von Graefe über die plötzliche Erblindung. Als Ursache erkannte er mittels des Augenspiegels erstmals eine Embolie der zentralen Netzhautarterie.

1862 publizierte Frans Cornelis Donders seine Arbeit über den Astigmatismus.

1862 entwarf Hermann Snellen, Utrecht, nach einem wissenschaftlichen Prinzip Sehprobentafeln.

1864 publizierte Frans Cornelis Donders sein grundlegendes Werk über die Anomalien der Akkommodation und Refraktion. Von ihm stammen die zylindrischen und prismatischen Brillen.

1864 beobachtete Albrecht von Graefe bei der Basedowschen Krankheit das Zurückbleiben des oberen Lides bei Blicksenken (Graefe-Zeichen).

1866 beschrieb Albrecht von Graefe die sympathische Ophthalmie sowie bei Hirntumoren die Stauungspapille als Hirndrucksymptom.

1867 erkannte er die Miliartuberkulose der Netzhaut.

1868 publizierte Graefe über die Differenzierung von Netzhautgeschwülsten und die nach ihm benannte progressive Ophthalmoplegie.

Seit 1868 wurde sukzessive das antiseptische Verfahren nach Joseph Lister an der Klinik Alfred Graefes in Halle, eingeführt; seine Erfahrungen hierüber publizierte Graefe erst 1878. Somit wurde Graefe zu einem Wegbereiter für die Einführung der Antisepsis in der Ophthalmologie.

1868 stellte Hermann Jakob Knapp, New York, erstmals intraokulare Geschwülste fest.

1869 publizierte Carl Stellwag von Carion über die ungewöhnliche Weite der Lidspalte bei Basedow-Krankheit, das so genannte Stellwagsche Zeichen.

1870 beschrieb Theodor Saemisch, Bonn, das seinen Namen tragende Ulcus corneae serpens.

1874 bis 1880 gaben Edwin Theodor Saemisch und Alfred Karl Graefe, Halle, ein Vetter Albrecht von Graefes, zusammen das „Handbuch der gesammten Augenheilkunde" in 7 Bänden heraus, welches zum Standardwerk wurde.

1876 entdeckte Franz Boll, Rom, den Sehpurpur (Rhodopsin).

1876 führte Adolf Weber, Darmstadt, das Pilokarpin als pupillenverengendes Mittel ein.

1878 begründete Ewald Hering eine neue Farbentheorie.

1878 schrieb Fritjof Holmgreen, Uppsala, in seinem Werk ‚Die Farbenblindheit in ihren Beziehungen zu Eisenbahn und Marine' über seine experimentellen Studien zur Farbenblindheit. Er schuf die Wollprobe zur Testung des Farbensinnes.

1878 beschrieb Julius Michel, Erlangen, als erster die Thrombose der Zentralvene des Auges.

1883 erfolgte die Errichtung der II. Universitäts-Augenklinik in Wien. Der erste Vorstand wurde Eduard Jaeger Ritter von Jaxtthal, der sich aber aufgrund seines 1884 erfolgten Todes nur kurz seines Amtes erfreuen durfte.

1884 erkannte Carl Koller, Wien, später New York, die lokalanästhetischen Eigenschaften des Kokains. Koller konnte aus Geldmangel nicht selbst an der 16. Versammlung der Heidelberger Ophthalmologischen Gesellschaft teilnehmen und ließ seine bahnbrechende Entdeckung von Josef Brettauer, Triest, vortragen. Dieses erste Lokalanästhetikum (Anwendung des Kokains im Bindehautsack) veränderte die Augenheilkunde gravierend, denn nun konnten auch weniger schnell operierende Augenärzte operative Eingriffe durchführen. Die Lokalanästhesie nach Koller setzte sich weltweit in der Ophthalmologie außerordentlich schnell durch und hielt auch in anderen medizinischen Fachbereichen ihren Einzug.

1885 stellte Denelt den ersten elektrischen Augenspiegel her.

1885 beschrieb Julius Hirschberg, Berlin, eine Form des Elektromagneten, der erstmals von Mac Keown eingesetzt wurde und später der am weitesten verbreitete werden sollte.

1885 bis 1915 leitete Ernst Fuchs die II. Univ.-Augenklinik in Wien. Er zog Schüler aus der ganzen Welt nach Wien, viele sogar aus Amerika. Durch ihn wurde Wien zur „magistra ophthalmologiae totius mundi". Fuchs nahm unzählige mikroskopische Gewebeuntersuchungen des Auges vor und hat hervorragende Arbeiten über die pathologische Anatomie des Auges veröffentlicht. Eine Reihe von Augenerkrankungen beziehungsweise -veränderungen tragen seinen Namen, z. B.: Keratitis punctata superficialis, Dystrophia epithelialis corneae senilis, Randatrophie der Hornhaut, Blepharochalasis, Ptosis myatrophica, Heterochromia iridis, Retinitis circinata, der Fuchs'sche Fleck bei Myopie. Aufgrund von Differenzen mit der Regierung gab er 1915 seine Lehrkanzel und die Leitung seiner Klinik auf. 1889 erschien erstmals das Lehrbuch der Augenheilkunde von Ernst Fuchs. Es wurde weltweit für ca. 50 Jahre zur „Bibel der Augenärzte", 19-mal aufgelegt und in zahlreiche, auch fernöstliche, Sprachen übersetzt.

1892 publizierte Hermann Cohn, Breslau, sein 'Lehrbuch der Hygiene des Auges'; er war ein Vorkämpfer für die Schul-Hygiene.

1894 schrieb Theodor Axenfeld umfassend über die metastasische Ophthalmie.

1896 entdeckte Victor Morax beziehungsweise 1897 Theodor Axenfeld den Erreger der Lidwinkel-Konjunktivitis, der den Namen ‚Diplobazillus Morax-Axenfeld' erhielt.

1899 publizierte Richard Deutschmann über Versuche, den Glaskörper zu ersetzen. Aufgrund der Abstoßungsreaktionen des Körpers sollte es bis zum Entdecken des Kunststoffes Silikon dauern, bis die zugrunde liegenden Eingriffe Erfolg hatten.

1899 stellte Friedrich Dimmer, Wien, auf dem internationalen Kongress in Utrecht seine ersten Fotografien des Augenhintergrundes vor.[38]

Frank Krogmann

II. Das 19. Jahrhundert

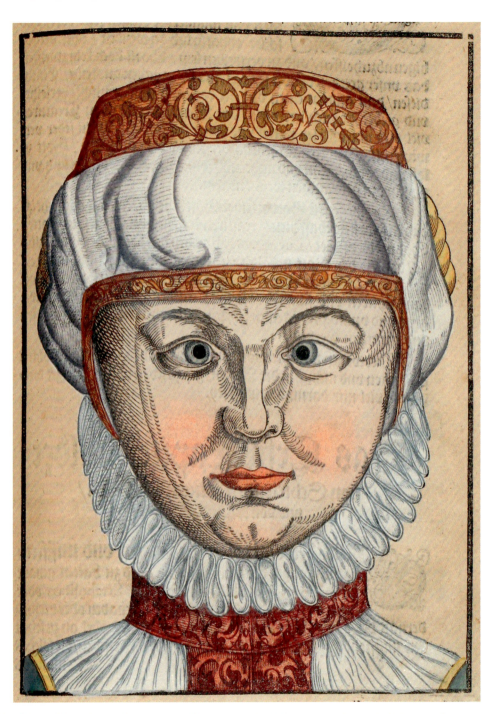

Abb. II.1: „Von den schielenden Augen". Abbildung aus der *Ophthalmodouleia* von Georg Bartisch (1583)

III. Augenheilkunde in Würzburg

Mittelalter und Frühe Neuzeit

Die Geschichte der Behandlung von Augenkrankheiten in Würzburg dürfte so alt sein wie die Ansiedlung selbst. Würzburg war seit 742 Bischofssitz[39] und beherbergte diverse Klöster, darunter solche, die der Benediktusregel folgten.[40] So darf man vermuten, dass die einschlägigen medizinischen Werke bekannt waren, wie beispielsweise die galenischen Schriften,[41] in denen auch auf die Therapie von Augenerkrankungen eingegangen wurde. Einschlägige schriftliche Äußerungen finden sich jedoch erst im späten Mittelalter, und dies zunächst nur sehr spärlich.

1298 wurden auf der Würzburger Diözesan-Synode der Geistlichkeit die Ausübung der Wundarzneikunst und selbst die Anwesenheit während chirurgischer Operationen ausdrücklich verboten. Dieses Verbot hat sicherlich dazu beigetragen, dass die Wundheilkunst auch in Würzburg zum „blutigen Handwerk" wurde und eine jahrhundertelang fortdauernde Abtrennung von der internen Medizin erfolgte. Diese Haltung der Kirche führte auch dazu, dass die Heilkunst wieder mehr von weltlichen Ärzten ausgeübt wurde.[42] Die Augenärzte wurden hier, insbesondere in ihrer Funktion als Starstecher, eher den Chirurgen zugerechnet.

Eine wichtige Stellung nahmen in der mittelalterlichen Heilkunde die jüdischen Ärzte ein. Bei ihnen ist eine gewisse Spezialisierung auf die Augenheilkunde zu beobachten.[44] Einige jüdische Ärzte aus dieser Zeit sind uns namentlich überliefert. So berief Bischof Johann I. den Juden Seligmann aus Mergentheim im Odenwald als Leibarzt. Dessen Amtsnachfolger Johann II. gestattete einem jüdischen Medikus die Ausübung der ärztlichen Praxis. Vielleicht handelte es sich dabei sogar um die Judenärztin Sarah. Jedenfalls erhielt diese am 2. Mai 1419 vom Bischof Johann II. die Erlaubnis, gegen jährliche Zahlung von 10 Gulden die Heilkunst im gesamten Bistum auszuüben.[45] Die entsprechende

Ortolf von Baierland

Ein herausragender Arzt des Mittelalters in Würzburg im 13. Jahrhundert war Ortolf von Baierland. Herausragend deshalb, weil er als akademischer Wundarzt zusätzlich noch schriftstellerisch tätig war. Biografische Angaben zu seinem Lebenslauf sind nur äußerst spärlich überliefert. Aus der Einleitung zu seinem „Arzneibuch", das um 1280 fertiggestellt war, entnehmen wir, dass er aus Peÿeren lant stammt. Es ist bisher nicht feststellbar, ob er damit das Land der Bayern meint - zu jener Zeit erheblich größer als unser heutiges Bundesland - oder eine Ortsbezeichnung. Mit diesem Buch wollte er jedenfalls eine deutschsprachige Zusammenfassung aus lateinischen Werken, die er gelesen hatte, publizieren. Diese Absicht unter Hinweis auf die benutzten Quellen lässt den Schluss zu, dass Ortolf eine universitäre Ausbildung genossen hat. In Würzburg dürfte Ortolf in bischöflichen Diensten am Dietrichspital tätig gewesen sein. Als fundierter Wundarzt flossen seine praktischen Kenntnisse auch in sein Arzneibuch ein. Das Buch wurde ein Erfolgsschlager seiner Zeit - es fand im gesamten deutschen Sprachraum Verbreitung und wurde in zahlreiche europäische Sprachen übersetzt. In seinem Lehrbuch befasst sich Ortolf auch mit der Behandlung von Augenerkrankungen:

„Ob eynem dÿ augen we thun.
Dem die augen we thun vnd vel in den Augen hat: Nÿm müschat,
negelin, galgan, jngwer, aloes, galmenstein, der newn stund geprannt seÿ vnd
mit wein geleschet seÿ: itlichs ein quintein, stosz den galmenstein des ersten
clein, der nach stosz die anderen würcz vnd reÿbe es mit ein ander;
dar nach thu ein halb quintein ganffers dar zu, stosz daz alles mit ein ander
vnd reÿb es alles clein als ein semel mel vnd thu es des tags zwier in dÿ
augen. Jst es daz platteren in den augen seyn vnd daz sÿ sere swerent, so
saltu kein starcke erczeneÿ dar ein thun, wann sÿ verderbent dar von vnd
prechen dÿ platteren. Du salt in also helfen: Nÿm drew eÿer, seud sÿ
hert in essig, schel sÿ vnd nÿm daz weÿsz vnd thu ein quintein eÿnes
reÿnen kindes haren darzu, [112v] menge es zu sammen vnd dring es durch
ein cleÿnes reÿnes thuch, thu es in ein glasz vnd thu es des tages dreÿ stund
in dÿ augen: es hilfft. Dar nach lasze im auf der haubt aderen."

Auf neuhochdeutsch:

„Wenn einem die Augen wehtun. Wem die Augen schmerzen und wer einen Pannus auf den Augen hat: Nimm Muskat, Nelken, Galgant, Ingwer, Aloe und Galitzenstein, der neunmal gebrannt und mit Wein gelöscht sein soll, von jedem ein Quentchen. Stoß den Galitzenstein zuerst klein, dannach zerstoß die anderen Gewürze und verreib sie miteinander.

Darauf füge ein halbes Pfund Kampfer hinzu, zerstoß das alles miteinander und reib es so klein wie Semmelmehl. Gib es am Tage zweimal in die Augen. Wenn du jedoch die Pocken-Blattern in den Augen hast und diese sehr schmerzen, so sollst du keine starke Arzneimittel in die Augen tun; denn diese gehn daran zu grunde und die Blattern brechen auf.

Du sollst in folgender Weise Abhilfe schaffen: Nimm drei Eier, erhitze diese stark in Essig, schäle sie und verwende dann das Eiweiß: tu dazu ein Quentchen reinen Kinderharn, vermenge es und seihe es durch ein zartes, sauberes Tuch ab, tu es in ein Glas und tröpfle davon alle drei Stunden in die Augen: es wird Abhilfe schaffen. Danach laß ihm an der Vena cephalica in der Ellenbeuge zur Ader."

Es werden hier Therapievorschläge für zwei Augenerkrankungen gegeben. Zuerst schildert er die Behandlung eines Pannus. Auffällig ist hierbei, dass die den Arzneistoffen zu Grunde liegenden Heilpflanzen ausnahmslos nicht in Mitteleuropa wachsen. Der Galitzenstein stellt eine Kupfersulfat-Verbindung dar - der Name deutet auf die Herkunft Galizien in Spanien hin. Dann geht Ortolf auf die Behandlung von Blattern (im Sinne von Pocken, ggf. auch einer lästigen Herpeserkrankung) ein. Abgesehen von den entzündungshemmenden Stoffen des Eiweißes stellt der frische [sterile] Kinderurin eine geeignete Ausgangsbasis für die Herstellung eines Augenheilmittels dar. Die abschließende Empfehlung zum Aderlass zollt ihren Tribut an die Humoralpathologie der damaligen Zeit.[43]

Frank Krogmann

Urkunde ist im Würzburger Staatsarchiv überliefert.

Im 14. Jahrhundert schrieb der bekannte französische Chirurg Guy de Chauliac, dass wegen des Risikos alle gescheiten Männer die Kataraktoperation den fahrenden Heilkünstlern überließen. Auch andere etablierte Mediziner des Mittelalters äußerten sich in diesem Sinne.

Somit bildete sich ein Stand umherziehender Operateure heraus, die sich insbesondere mit der Behandlung von Blasensteinen, Bruchleiden und des grauen Stars befassten. Sie erfüllten bis weit in das 18. Jahrhundert hinein eine wichtige Rolle in der medizinischen Versorgung der Bevölkerung[46] und traten auch in Würzburg auf. Einer von ihnen war Sixtus von Halberstadt, der 1476 in Würzburg weilte und wegen einer nur eine Viertelstunde dauernden unblutigen Entfernung von 4 Blasensteinen auffiel.[47] Ob er auch als Starstecher tätig war, ist leider nicht überliefert.

III. Augenheilkunde in Würzburg

Die in Würzburg 1549 erneuerte und verbesserte Ordnung der Barbierer-Zunft ging auf die reisenden Heiler ein. Johann Baptist Scharold fasste 1825 die Bestimmungen und ihre Folgen so zusammen: „Die geschwornen Meister hätten fleißige Aufsicht zu haben, daß kein Landfährer oder Arzt Pflaster, betrügliche und gefährliche Salben auf offenem Markte zu Würzburg weder zu den Jahrmesse noch andern Zeiten des Jahres feil habe und verkaufe. es sey denn ihre Waare vorher durch die geschwornen Meister in Augenschein genommen und bewährt gefunden worden. Allerdings jedoch sollten Schneid- und Augenärzte hievon ausgenommen seyn. Diese Ausnahme und Begünstigung hatte wohl nur ihren Grund in dem Umstande, daß es an heimischen geschickten Schneid- und Augenärzten gebrach, und daß man deßwegen froh seyn mußte, wenn dergleichen Künstler von fremden Orten herkamen. Ueberhaupt war jetzt die Stadt Würzburg mit Aerzten gar übel bestellt, so daß darüber lauten Klagen von allen Seiten ertönten, und die Hyäne der Pfuscher sich ein bequemes und ungestörtes Nest machte."48

Auch ein 1580 eingeforderter Kommissionsbericht beklagte, in Scharolds Worten, dass sich „in und außerhalb der Stadt Würzburg einige ungeprüfte und unbeeidete Aerzte, Steinschneider, Augenärzte &. [aufhalten], die sich ohne Erlaubniß in die Praxis eindrängten, und sich nicht der alten bekannten und in der Erfahrung bewährten, sondern giftiger, schädlicher und auch völlig unwirksamer Arzneien bedienten, und solche letztere den Leuten in jeglicher Art von Krankheiten ohne Unterschied einschwätzten, besonders das Antimonium und ähnliche Paracelsische Arzneien, wodurch die demnach die Kranken ums Geld prellten, und ihre Umstände gänzlich unheilbar machten."49

Die Zustände scheinen sich in der Folgezeit nicht wesentlich verändert zu haben. Am 26. November 1727 wurde ein Dekret erlassen: „Das Practiciren ausländischer Aerzte, Oculisten und Waldmänner betreffend." Im Abschnitt über die Okulisten wurde für eine Tätigkeit im Hochstift und im Herzogtum zu Franken ein „Concessions-Decret" zu Voraussetzung gemacht. Wie weit es gelang, diese Regelung in der Praxis durchzusetzen, steht auf einem anderen Blatt. 1745 wurde das Dekret erneuert.50

Die Obrigkeiten mussten durchaus ein Interesse daran haben, geschickten Okulisten den Zugang zu erleichtern, da diese eine wichtige Rolle in der medizinischen Versorgung spielten. Die Fähigkeiten und

Erfolge der einzelnen Okulisten waren jedoch allein aufgrund der vorgelegten Zeugnisse und Attestate oft schwer zu beurteilen. Eine „türkische Doktorin" zu Mainz, Maria Francisca de Levantie genannt, die 1745 um Ausübung der Praxis in Würzburg nachsuchte, konnte beispielsweise neben anderen Zeugnissen sogar ein kaiserliches Diplom vorweisen, „inhalts dessen ihr gestattet wird ihre Erlernte, und geübte medicinische Kunst, und Erfahrenheith in augen, ohren, contracten und anderen derley gebrechlichkeithen ohngehindert practiciren zu dürfen."[51] Sie befand sich auf der Reise von Nürnberg nach Mainz, wollte aber aufgrund der Kriegsumstände einen Monat in Würzburg Station machen. Ihrem Gesuch wurde statt gegeben.[52]

1772 fand auch Joseph Hilmer den Weg nach Würzburg und bat um die Genehmigung, Augenkranke operieren zu dürfen.[53] Friedrich der Große hatte ihn 1748 immerhin zum Professor am Collegium Medico-chirurgicum in Berlin ernannt. Doch bereits im Jahre 1751 war er wegen Scharlatanerie aus Russland ausgewiesen worden. Der Direktor der obersten Medizinalbehörde Russlands, Hermann Kaau Boerhaave, gab sogar ein Buch über die Tätigkeit Hilmers heraus, um sein Einschreiten gegen diesen zu rechtfertigen. Neuere Forschungen haben ergeben, dass Hilmer in Russland auch als Geheimdiplomat gearbeitet hatte.[54] In Würzburg wurde sein Gesuch zurückgewiesen, weil er sich bei einem früheren Aufenthalt Behandlungsfehler hatte zu Schulden kommen lassen.[55]

Auch im 19. Jahrhundert zogen noch fahrende Okulisten durch die Lande und hielten unter anderem in Würzburg Station. Manche verkauften zugleich Arzneien, die sie mit durchaus modern anmutenden Werbestrategien zu vermarkten suchten. In der Würzburger Universitätsbibliothek wird zum Beispiel ein Büchlein mit „Zeugnissen über die vorzügliche Heilkraft des Augenbalsams von Martin Reichel, Materialist in Würzburg" von ca. 1852 verwahrt.[56] In diesem wurden auf 16 Seiten Dankschreiber von Kunden abgedruckt, z. B. als erstes: „Dem Herrn Materialisten Martin Reichel dahier bezeuge ich hiermit auf Verlangen der Wahrheit gemäß, daß ich über zwei Jahre ein solch' starkes Augenleiden hatte, daß ich lange Zeit gehindert war, den Leistungen meines Fabrikgeschäftes entsprechen zu können und keine Mittel vermochten mir auch nur Linderung zu bringen, ja selbst die ärztliche Kunst scheiderte [sic!] hier, bis ich endlich in Erfahrung brachte, daß Herr Reichel hier einen so bewährten Augenbalsam habe; ich saumte nicht, diesen nach dessen Anrathen zu gebrauchen und fand nach wenigen Tagen schon Besserung, und in kurzer Zeit waren meine Augen so hergestellt, daß bei einer sehr gesteigerten Sehkraft ich jetzt auch meine blauen Augengläser ganz entbehren kann. Würzburg, den 19. Juni 1849. J. G. Krämer, Schreibfedernfabrikant." Aber damit nähern wir uns nun schon jener Zeit, in der die „moderne" Augenheilkunde in die medizinische Welt Einzug hielt.

Erster akademischer Unterricht

Die Würzburger Medizingeschichte ist untrennbar mit dem Juliusspital einerseits und mit der Familie Siebold andererseits verbunden. Fürstbischof Julius Echter legte 1576 den Grundstein für das Juliusspital, dessen Bau 1583 weitgehend vollendet war.[57] Wahrscheinlich wurden dort von Anfang an auch Augenkranke aufgenommen. Der Begründer der Würzburger Ärztedynastie der Siebolds, Carl Caspar Siebold,[58] schrieb zwar, er sei in Würzburg der erste gewesen, der „hier zu den chirurgischen Operationen an toten Körpern theoretische und praktische Anleitungen gibt, Augen- und Knochenkrankheiten behandelt",[59] aber selbst wenn dies stimmen sollte, schließt dies eine konservative Behandlung von Augenkrankheiten in früheren Zeiten nicht aus. Helfreich meint dazu: „Wenn nun aber auch für die dem Auftreten K. K. Siebold's vorausgegangene Zeit direkte Feststellungen darüber, in welcher Weise und in welchem Maße auch die Augenheilkunde an den Anfängen des chirurgischen Unterrichtes an der Universität Würzburg teilgenommen hat, nicht zu erbringen sind; so dürfte doch folgende Tatsache dafür sprechen, daß mindestens in einem späteren Abschnitte dieser Periode es an einiger Fürsorge hiefür und an der Erkenntnis der Bedeutung und Notwendigkeit einer Belehrung über die Symptome und die Behandlung von Augenkrankheiten nicht gefehlt hat. In diesem Zeitabschnitt nämlich, etwa um das Jahr 1750, erhielt von dem in Würzburg geborenen Dr. Onymus, dem Leibarzte des Erbstatthalters der Niederlande, der vordem seine Studien im Auslande auf Kosten der Universität Würzburg vollendet hatte, das Juliushospital neben anderen Geschenken auch eine Sammlung von Glasschmelzemodellen für den Unterrichtszweck, welche die verschiedenen Augenkrankheiten darstellten. Ebenso dürfte wohl mit Recht anzunehmen sein, daß in dieser Zeitperiode im Juliusspital auch die Star-Operation nach der damals gebräuchlichsten Methode der Depression durch die Sklera ihre Ausführung bereits gefunden hat."⁶⁰

Carl Caspar Siebold

Helfreich würdigt K. K. Siebold zugleich als denjenigen, „welchem die Begründung und Einrichtung eines eigentlichen und vollständigen chirurgischen Klinikums in Würzburg zu verdanken ist und er eröffnet zugleich bis in die Gegenwart reichende Zeitperiode, für welche wir schon in den vom Jahre 1785 an vorhandenen Vorlesungsverzeichnissen der Universität Würzburg die mannigfachsten Belege dafür besitzen, daß in ihr die Augenheilkunde an dieser Hochschule sowohl in theoretischer wie klinischer Richtung eine ununterbrochene Pflege und Vertretung gefunden hat."⁶¹

Schon aus diesen Worten lässt sich erahnen, dass Carl Caspar Siebold ein Glücksgriff für die Würzburger Medizinische Fakultät beziehungsweise das Juliusspital war. Geboren wurde er am 4. November 1736 in Nideggen in der Eifel und noch am gleichen Tage katholisch getauft.⁶² Erste chirurgische Kenntnisse vermittelte ihm sein Vater, der als Bader und Wundarzt tätig war. Seit 1757 stand er als Unterwundarzt in französischem Militärdienst und wurde 1760 vom französischen Oberkommando nach Würzburg geschickt. Hier nutzte er die Gelegenheit, seine Kenntnisse am Juliusspital zu erweitern.⁶³ Noch im gleichen Jahr verließ er die Armee und nahm im Juliusspital eine Stelle als Obergeselle bei Christoph Stang an, der dort als Operateur wirkte. Zugleich studierte er von 1760–1763 Medizin und bildete sich auf einer Studienreise von 1763 bis 1766 in Paris, Rouen, London und Leiden fort.⁶⁴ Er erklomm die Karriereleiter schnell. Nach erfolgter Promotion zum Doktor der Heilkunde im Jahre 1769 wurde er im selben Jahr bereits als Professor der Anatomie und Chirurgie berufen.⁶⁵

Auf der erwähnten Studienreise erwarb Siebold auch seine Befähigung als Staroperateur. Am 4. März 1766 war er nach Würzburg zurückgekehrt, am 24. Mai 1766 operierte er erstmals eine Katarakt nach der von Grand Jean modifizierte Technik Daviels, „welchen berühmten Augenarzt er bey seinem Aufenthalte in Rouen vielmals operiren sah, mit ziemlich guten und am 10. Junius d. J. abermals mit noch glücklichern Erfolge."⁶⁶

In seinem 1792 erschienenen *Chirurgischen Tagebuch* schrieb Carl Caspar

Siebold Folgendes über seinen ersten Eingriff: „Auf diese Weise operierte ich nun den Mann, an welchem ich meinen ersten Versuch im Staarschnitt machte. Ich musste hier einigemale den mit erstem Messer zu klein gemachten Schnitt durch das zweyte Messer erweitern". „Das Gesicht wurde nicht ganz vollkommen hergestellt, weil die Narbe der Hornhaut etwas stark und breit war. Dessen ungeachtet war der grösste Theil der Pupille frey, und der Mann konnte die Gegenstände deutlich erkennen. Vergnügt und zufrieden mit meiner Arbeit reisete er ab, und die Ausdrücke seines biederen dankvollen Herzens waren mir die grösste Belohnung."[67] Wenn man bedenkt, dass die Lokalanästhesie erst über 100 Jahre später aufkam, muss diese Operation für den Patienten sehr schmerzhaft gewesen sein.

In seinem Tagebuch berichtete Siebold über 14 Kataraktoperationen, davon 6 erfolgreiche, 4 mit Augenverlust aufgrund von Infektionen und 4 mit nur schwachem Sehvermögen wegen unregelmäßiger Hornhautnarbenbildung.[68] Später zog Siebold die Technik der Depression vor, wie den weiteren Ausführungen seines Sohnes zu entnehmen ist: „Von nun an übte er diese Operation theils durch die Extraction, theils durch die Niederdrückung sowohl im Hochstifte Würzburg, als im Auslande mit vielem Glücke aus. In den letzten Jahren seines Lebens war er, so wie gegenwärtig die meisten Augenärzte, für die letztere Methode eingenommen, wahrscheinlich weil er, gleich anderen Okulisten, auch dann und wann mit der Ausziehung, die er späterhin mit Siegerist's und Richters Messern vornahm, unglücklich war und das einmal geschehene Unglück nicht verbessern konnte; sey es, dass entweder die nachherige ärztliche damals gewöhnliche antiphlogistische Behandlung oft zu schwächend war, oder daß er nicht jederzeit hinlänglich scharfe Instrumente hatte. Unter seiner Anleitung bildete sich nebst andern Schülern sein Sohn Johann Barthel in diesem Theile der Okulistik, der sehr glücklich operirt."[69] Dieser Äußerung darf entnommen werden, dass Carl Caspar Siebold auch auswärts ein gesuchter Staroperateur war und dass es seinem Sohn Johann Barthel offensichtlich an Selbstbewusstsein nicht mangelte. Als Lehrbuch für den theoretischen Unterricht benutzte Carl Caspar Siebold das Werk von Joseph Johann von Plenck (1733–1807) *Doctrina de morbis oculorum* (Wien 1777 und 1783). Zu Siebolds Schülern zählten unter anderem Karl Himly (1772–1837), Professor der Chirurgie und Augenheilkunde in Göttingen sowie Johann Adam Schmidt (1759–1809)[70] aus Aub, später Professor an der Josephs-Akademie in Wien.[71]

Johann Barthel Siebold

Von Carl Caspars Söhnen setzte der bereits erwähnte Johann Barthel die Tätigkeit seines Vaters fort.[72] Er berichtete für den Zeitraum vom Oktober 1798 bis zum April 1800 in den „Neuen Würzburger gelehrten Anzeigen" über seine Arbeit im Juliusspital: „Diese Nachricht kann für die Leser dieser gelehrten Nachrichten nicht ohne Interesse sein, da mit der Besorgung der chirurgischen Kranken im Juliusspital eine Lehranstalt und Übung zur Bildung junger in- und ausländischer Wundärzte verbunden ist, welche den Kredit einer der ersten Pflanzschulen von Wundärzten in Teutschland erhalten hat."

Siebold berichtete weiterhin, dass in einem Zeitraum von 18 Monaten 22 Patienten mit Augenerkrankungen aufgenommen wurden, von denen zwölf an einem grauen Star litten. Barthel Siebold operierte diese und wandte viermal die Ausziehung und einmal die Niederdrückung an, die anderen Operationen führte sein Vater aus.

Aufgrund des guten Erfolges warb Siebold um weitere Patienten: „Mit Vergnügen werde ich Sie zur Kur nehmen unter folgenden Bedingungen: wenn sie bei jenem Übel übrigens gesund sind; den festen Vorsatz haben, sich gänzlich meinen Vorschriften zu unterwerfen und zugleich für Wohnung, Unterkunft und Beköstigung in der Nähe meiner Wohnung zu sorgen."[73]

Im Jahre 1801 erfolgte die Nobilitierung von Carl Caspar Siebold und seinen Kindern sowie der Manneslinie Siebold[74] und zum Wintersemester des Jahres 1802/1803 eröffnete Barthel von Siebold ein Klinikum für Augenkrankheiten. Gleichzeitig hielt er Vorlesungen über Augenoperationen und demonstrierte an der Leiche. Er hatte auch ein Operationsmesser zur Beseitigung veralteter Staphylome der Hornhaut entwickelt, welches in Loders *Journal* vorgestellt wurde.[75] Barthel von Siebold war auch gegenüber neuen Operationstechniken aufgeschlossen. Reil in Halle kreierte um 1800 die Keratonyxis. Hierbei wurde nicht mehr die seit dem Altertum bekannte Niederdrückung der getrübten Linse vorgenommen, sondern der Starstich erfolgte durch die Hornhaut. Die Gefahr einer Verletzung wichtiger Teile des Auges war hierbei geringer und der Operateur sah, wohin er stach. Aber auch diese Methode hatte Nachteile. Siebold gelangte zu der Überzeugung, dass eine vermeintlich erfolgreich durchgeführte Staroperation mittels der Keratonyxis-Technik erst nach längerer Zeit abschließend beurteilt werden konnte. Bei harten Staren bevorzugte Siebold vorwiegend die Anwendung der Extraktionstechnik, bei weichen und flüssigen hauptsächlich die Anwendung der Depression, Reklination und Keratonyxis.[76]

Heinrich Adelmann und Cajetan von Textor

Barthel von Siebold las an der Universität bis zu seinem Tode 1814 über Augenheilkunde. Bestrebungen Barthel von Siebolds, die Augenheilkunde als eigenständiges Fach zu etablieren, sind – zumindest bisher – nicht bekannt. Sie sollten dem zu gleicher Zeit in Wien wirkenden Georg Joseph Beer vorbehalten bleiben. Neben Barthel von Siebold gab auch Johann Spindler (1777–1840), erst Privatdozent, seit 1807 außerordentlicher Professor der Enzyklopädie, Methodologie und Geschichte der Medizin, seit 1812 Professor der Pathologie, ophthalmologischen Unterricht. Spindler hatte über Entzündungen des Auges publiziert, die Arbeit war im Jahre 1807 gedruckt worden. Als weiterer Lehrer trat Markard auf.

In den Jahren 1816–1833 und 1835–1854 hielt Cajetan von Textor als Professor der Chirurgie regelmäßig Vorlesungen über Augenkrankheiten. Selbst Johann Lucas Schoenlein (1793–1864), seit 1817 Privatdozent, 1820–1830 ordentlicher Professor der speziellen Pathologie und Therapie sowie Vorstand der inneren Klinik, lehrte Augenheilkunde. Während der Abwesenheit von Cajetan von Textor war Michael Jaeger 1833–1835 mit der Vertretung der Chirurgie beauftragt. Neben theoretischen Vorlesungen über Augenheilkunde legte er als Vertreter der chirurgisch-augenärztlichen Klinik ausdrücklich Wert auf einen praktischen Unterricht, was Cajetan von Textor ab 1835 in Form von klinischem Unterricht fortführte.

Im Wintersemester 1836/1837 habilitierte sich an der Würzburger Universität Heinrich Adelmann (1807–1884). Er lehrte hauptsächlich die Augenheilkunde. Neben theoretischem Unterricht hielt er Kurse mit augenärztlichen Übungen am Phantom ab. 1841 wurde er außerordentlicher Professor und trat 1879 in den Ruhestand. Bereits Julius Hirschberg berichtete: „Von ihm besitzt die

Empfindungen des Dankes / dargebracht / dem Menschenfreunde und Vater der lei-/denden Armuth / Doktor Textor, / Oberwundarzt am königl. Julius-Hospitale und / Professor dahier, / von der Wittwe / Johanna Christ / aus Trier, / welche Derselbe im 68ten Jahre ihres / Alters nach einer eben so geschickten als / glücklichen Augen-Operation von einer acht / Jahre hindurch sie drückenden totalen / Blindheit heilte.

Im Mai 1817.

Tief geprüft seit sechszig Jahren
Hatt' ich manches Leid erfahren,
Ausgeharrt in schwerer Noth
Nach des Gatten frühem Tod.

Da gefiels dem Vater oben
Mich noch härter zu erproben;
Mächtig traf mich seine Hand
Daß der Augen Licht mir schwandt.

Wer beschreibt des Herzens Bangen,
Wer die Sehnsucht, das Verlangen,
Nach des Tages gold'nem Licht?
Fühlen läßt sich's, sagen nicht!

Wenn der Farben Schmelz zerflossen,
Jedem Reitz das Aug' verschlossen,
Wenn der Morgensonne Gluth
Uns nicht weckt zu Kraft und Muth;

Wenn nicht Abendsonnen Strahlen
Purpur in den Wolken mahlen;
Wenn im blauen Himmels Meer
Uns nicht strahlt der Sterne Heer;

Wenn für uns kein Lenz erwachet,
Nicht des Sommers Frucht uns lachet,
Nicht die goldne Traube winkt,
Nicht des Winters Schnee uns blinkt?

Ach, da stehen wie im Traume,
Einsam wir im schwarzen Raume;
Mit des Lichtes Zauberschein
Schwindet uns der Wesen Seyn.

Schrecklich hab' ich dies empfunden,
Achtmal war das Jahr entschwunden,
Und der Hoffnung froher Sinn
Floh allmählig mit dahin.

Sieh! da hört des Herrn Erbarmen
Auf mein Flehen, gönnt mir Armen
Noch der letzten Tage Ruh',
und schickt mir den Retter zu.

Textor löß't mit Kunst und Würde
Meiner Blindheit schwere Bürde
Herrlich strahlet mir dies Licht
In das offne Angesicht.

Geben möchte' ich, was ich habe;
Doch der Edle weiß't die Gabe
Meines Dankes groß zurück
Ihn lohnet nur der Rührung Blick.

Nimm zum Dank die Perlenreihe
Meiner Thränen, und verzeihe,
Daß dein Name laut erschallt,
Wenn das Herz mir überwallt.

Ein im Druck erschienenes Dankgedicht einer geheilten Starpatientin

In der mehrere Bände umfassenden Sammlung des Würzburger Historikers und Privatdozenten Friedrich Anton Leopold Reuß, der zwischen 1845 bis 1847 Materialien für eine geplante Universitätsgeschichte zusammentrug, haben sich allerhand ungewöhnliche Dokumente erhalten, darunter neben zahllosen Notizzetteln und Exzerpten Zeitungsausschnitte, Totenzettel, Wandanschläge und ähnliche Druckerzeugnisse, die sonst wohl kaum aufbewahrt worden wären. Zu diesen seltenen Alltagszeugnissen gehört das gereimte Dankgedicht einer erfolgreich operierten Kataraktpatientin des Würzburger Chirurgen Cajetan von Textor aus dem Jahre 1817.

Bemerkenswert ist die kleine Druckschrift nicht nur als medizinhistorisches Kuriosum, sondern als seltener Reflex einer Patientenperspektive, die sich auch im 19. Jahrhundert sonst meist nur indirekt aus ärztlichen Berichten oder Stellungnahmen der Verwaltung erschließen lässt. Grob gesagt, um den „Originalton" eines Kranken fassen zu können, musste dieser schon Beschwerde eingereicht haben, um irgendwo aktenkundig zu werden. Und das wiederum war ja mehr Ausnahme als Regelfall. Dazu kommt, dass die meisten im Spital Behandelten einer sozialen Unterschicht angehörten, für die schriftliche Äußerungen etwa in Briefen an Angehörige eher ungewöhnlich waren; und sollte es tatsächlich derartige Selbstzeugnisse gegeben haben, so sind sie in den allerseltensten Fällen erhalten geblieben. Befindlichkeiten, Ängste, aber auch laienhafte Krankheitsvorstellungen aus Patientensicht bleiben daher schwer greifbar. Glaubt man den offiziellen Berichten, waren die meisten Kranken für die Behandlung sehr dankbar. So erzählt Carl Caspar von Siebold in seinem „Chirurgischen Tagebuch" von einem 1766, also ein halbes Jahrhundert vor Textor operierten Kataraktkranken, bei dem es im Verlauf zu Eiterung und Ausbildung einer größeren Hornhautnarbe gekommen war, wobei immerhin die Pupille frei blieb. „Vergnügt und zufrieden mit meiner Arbeit, reisete er ab, und die Ausdrücke seines biedern, dankvollen Herzens waren mir die größte Belohnung."[77]

Das hier abgedruckte, brav gereimte und sicher ehrlich gemeinte Gelegenheitsgedicht ist ein anrührendes Zeugnis für das Krankheitserleben der Patientin wie auch für das Bedürfnis, ihrer Dankbarkeit Ausdruck zu verleihen. Acht Jahre, so erfahren wir, hatte die Witwe in Blindheit verbracht, so dass ihr das Operationsergebnis wie ein kleines Wunder erscheinen musste, das ihr nach jahrelanger Behinderung wieder ein normales Leben ermöglichte. Sonst lassen sich aus dem Gedichttext nur drei objektive Fakten über die „Dichterin" erschließen: Früh verwitwet, aus Trier stammend, vor acht Jahren erblindet.

Die Herkunft aus Trier lässt vermuten, dass sie nicht „stiftungsberechtigt" war, d.h. Anspruch auf eine kostenfreie Behandlung im Juliusspital hatte, zu der übrigens, wie Rechnungsbelege bezeugen, auch die postoperative Anpassung einer entsprechenden „Starbrille" gehörte. Vermutlich war die Verfasserin des Gedichtes auch nicht vermögend, da ihr Textor das Honorar erlassen hatte.

Schon zu Zeiten der Siebolds war es jedoch üblich, dass operationswillige Patienten in der Nähe des Spitals ein Zimmer mieteten, Angehörige zur Pflege mitbrachten oder für die Dauer ihres Aufenthaltes Dienstboten anstellten, um sich dann operieren zu lassen.

Der in so ungewöhnlicher Weise geehrte Operateur, Cajetan von Textor, war damals gerade 35 Jahre alt und erst ein Jahr zuvor als juliusspitälischer Oberwundarzt sowie als Professor der Chirurgie nach Würzburg gekommen. Bemerkenswerterweise hatte schon bei seiner Berufung 1816 neben der umfassenden Berufserfahrung des Kandidaten dessen überragendes operatives Geschick gerade auch bei augenärztlichen Eingriffen eine Rolle gespielt. 1820 konnte Textor in seiner Übersetzung der Operationslehre Alexandre Boyers, an dessen Pariser Klinik er volontiert hatte, bei der Besprechung der augenärztlichen Eingriffe bereits auf eine beachtliche Zahl eigener Kataraktoperationen zurückblicken: „Ich habe bis jetzt die Keratonyxis 75mal unternommen; 61mal hatte ich günstigen; 14mal ungünstigen Erfolg."[78]

Andreas Mettenleiter

jetzige Augenklinik zu Würzburg eine Sammlung selbst gefertigter Aquarell-Bilder der äußeren Augenkrankheiten".[79] Diese Bilder sind in einem Buch zusammengetragen, das die Wirren des Zweiten Weltkrieges überstanden hat und sich noch heute in der Bibliothek der Universitäts-Augenklinik befindet.[80]

Adelmann stellte 1852 ein Instrument zur Punktion und Aussaugung des Hypopyons vor, welches zum Einsatz bei Pferden empfohlen wurde sowie transparente Augenspiegelbilder zum Gebrauch bei Vorlesungen.[81] Er stand dreimal in der Woche seinen Patienten mit einer augenärztlichen Sprechstunde zur Verfügung und hielt eine vierstündige Vorlesung über Augenheilkunde.[82]

Als ein herausragender Mediziner jener Zeit ist Karl Textor (1815–1880), Sohn von Cajetan von Textor zu erwähnen. Karl Textor hatte in Würzburg Medizin studiert und 1837 die Doktorwürde erhalten. Das Thema seiner Dissertation lautete: „Über die Wiedererzeugung der Krystalllinse".[83] Textor zeigt in

III. Augenheilkunde in Würzburg

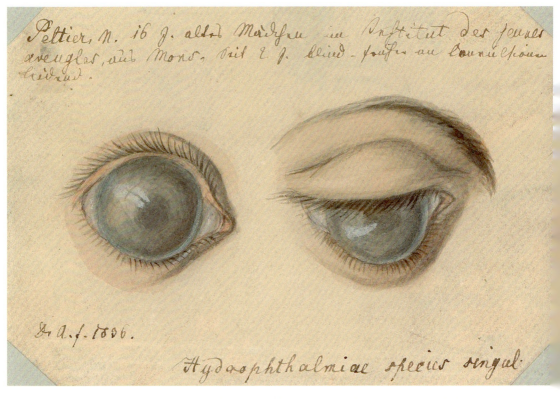

Abb. III.1: Abbildung eines Buphthalmus („Hydrophthalmie") aus dem Nachlass von Prof. Heinrich Adelmann, Würzburg, 1836

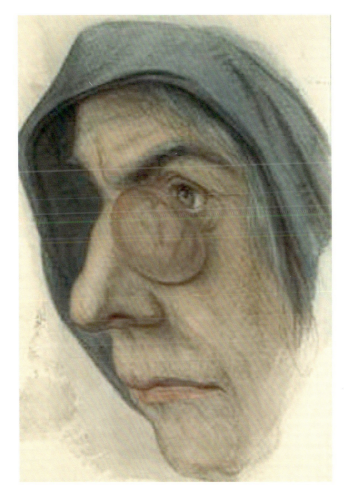

Abb. III.2: Augenärztliche Pathologie. Aquarellzeichnung Adelmanns

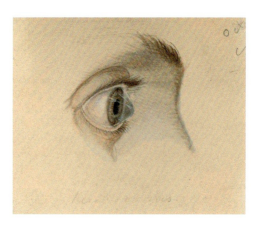

Abb. III.3: Zeichnung eines Keratokonus durch Adelmann

dieser als „Neuigkeit" einzelne Fälle von Nachstarbildung [Cataracta secundaria] auf. Aber eine Neuigkeit war es nun wirklich nicht, denn bereits 1722 war von Charles de Saint-Yves eine Beschreibung dieses Zustandes samt Therapievorschlägen erfolgt.[84] Seit 1847 hielt er, zuerst als Privatdozent, später als a. o. Professor bis 1860 Vorlesungen über Augenheilkunde und Übungen in Augenoperationen.

Der bekannte Ohrenarzt Anton Friedrich von Troeltsch (1829–1890) hat, vor seiner 1860 erfolgten Habilitation, in Würzburg auch augenärztliche Praxis geübt.[85]

Die baulichen Einrichtungen um 1840

Eine aufschlussreiche Beschreibung der baulichen Einrichtungen in der damaligen Zeit bietet ein Reisebericht des jungen Arztes aus Wien, Ignaz Gulz (1814–1874),[86] der im Frühjahr 1843 in Würzburg hospitierte: „Unter den Universitäten Baierns dürfte wohl gegenwärtig die hiesige in medizinischer Beziehung den ersten Rang einnehmen. Das schöne Julius Hospital zu Anfang dieses Jahrhundertes durch die Großmuth des damaligen Fürsten ins Leben geruffen und mit Einkünften reichlich dotirt ist außer der Krankenpflege auch zur Aufnahme der armen Erwerbsunfähigen und Pfründler bestimmt. Es biethet fast in der Mitte der Stadt erbaut, die Gestalt eines in die Länge gezogenen Viereckes dar.

Von seiner imposanten 2 Stockwerke hohen Hauptfronte springen nach rückwärts 2 kürzere zur Aufnahme der Irren

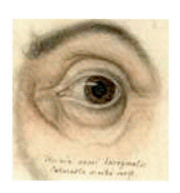 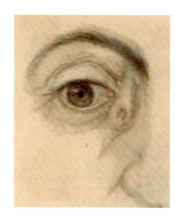

Abb. III.4: Links eine „Hernia sacci lacrymalis" (Tränensackmukocele) und rechts eine „Fistula sacci lacrymalis" (Tränensackfistel). Aquarellzeichnungen Adelmanns

bestimmte Flügel ab, um sich mit einer mit der Hauptfronte parallel laufenden Gebäudeabtheilung, die die freundliche Hauskapelle und die Wohnungen der Pfründler enthält, zu verbinden und so zwischen sich den geräumigen mit 2 Fontainen gezierten Hof übrig zu lassen. An die Kehrseite der ganzen Anstalt stößt der auch der Erholung der Reconvalescenten dienende große botanische Garten. Die eigentlichen Krankensäle in einen langen durch Fenster geschützten Gang einmündend, befinden sich in der vorderen Gebäudelinie, die der dicht vorüberführenden mit hohen Lindenbäumen bepflanzten Fahrstraße zusieht; sie sind hoch und geräumig, von der Hofseite aus durch 3 Fenster erleuchtet und durch Eisenguß-Öfen erwärmt. Die hölzernen hinreichende Wärme gebenden Bettstellen sind, im Ganzen 12, seitlich zweckmäßig aufgestellt, so wie durch einige andere kleinere Möbel für die Bedürfniße der Kranken gesorgt ist. Durch eigenthümlich construirte trompetenartige Vorrichtungen, die mit den Öfen in Verbindung stehn, suchte man die Münchner Ideen hinsichtlich der Lufterneuerung doch ohne den erwünschten Erfolg nachzuahmen. Die Geschlechtstrennung ist durch die mit hohen Glasthüren abgesperrte Aufgangsstiege durchgeführt. Für die Augenkranken sind 2 grün angestrichene Zimmer eingerichtet, die jedoch nur im Frühjahr bei dem größren Zudrange operirbarer Kranker belegt werden, außer dem liegen sie in den andren Zimmern zerstreut. – Der Operationssaal zugleich zu Vorlesungen dienend liegt fast in der Mitte des 2. Stockwerkes, ist recht gut organisirt und stößt unmittelbar an 2 kleinere Zimmer in denen eine reiche das ganze Gebiet der operativen Heilkunde umfassende Instrumentensammlung mit den Verbänden aufgestellt ist. – Das weibliche Wärterpersonale ist aus dem Laienstande. Das Anatomiegebäude mit der Leichenkammer, Secir- u[.] Hörsaal, den Cabineten für vergleichende und pathologische Anatomie stößt an den botanischen Garten. Unter den Heilanstalten verdient noch das gut bestellte Gebärhaus mit einer gewählten geburtshilflichen Pra[e]paraten- u. Instrumentensammlung unter d'Outtrepont's Leitung und unter den Humanitätsanstalten das für Unheilbare, namentlich Epileptische bestimmte Separatgebäude nebst dem Taubstumminstitute eine ehrenvolle Erwähnung.

Als Kliniker fungiren in Würzburg Marcus und Textor, die auch die übrigen Krankenzimmer mit besorgen. Unter Jedem derselben stehen 2 im Hause wohnende Assistenten.

Über medizinische Chemie und Augenheilkunde lesen 2 junge Aerzte als außerordentliche Professoren mit 800 f. besoldet und Collegiengelder beziehend. Da der sonst tüchtige Dr. Adelmann beim Abgange einer stabilen Klinik rein auf seine theoretischen oculistischen Vorlesungen beschränkt ist; kann der Eleve in praktischer Beziehung zu wenig fürs Leben profitiren. Und sucht auch der Erstere durch möglichst gute Abbildungen von Augenkrankheiten und ein kleines eingeleitetes Ambulatorium nach Möglichkeit diesem Uibelstande zu begegnen, kann doch nur immer Einseitigkeit resultiren, da dem Candidaten der technische Theil – den man am Thierauge beim Abgange menschlicher Leichen nur ärmlich darzustellen vermag – fremd bleibt – der fehlenden Erprobung der vorgetragenen Grundsätze am Lebenden gar nicht zu gedenken."[87]

„Pflanz-Stätte der normalen und pathologischen Histologie des Auges"

Julius Hirschberg, der große Chronist der Geschichte der Augenheilkunde, bezeichnete „Würzburg als Pflanz-Stätte der normalen und pathologischen Histologie des Auges". Hinter diesen anerkennenden Worten verbirgt sich das Wirken von Heinrich Müller. Auch Albrecht von Graefe würdigte ihn ausdrücklich: „die

„so kurzsichtig, daß er die Kranken im Bette nicht sieht ...":
Die Augenerkrankung des Würzburger Universitätsprofessors Carl Friedrich von Marcus (1802-1862)

Ein blinder Professor, der den Studenten Patienten vorstellt, mikroskopische Befunde demonstriert und aus seinen Aufzeichnungen vorliest, ohne dass einer seiner kritischen Hörer etwas von der gravierenden Sehbehinderung merkt? Undenkbar? Keineswegs, wie das tragische Schicksal des Würzburger Internisten, Psychiaters und Medizinhistorikers Carl Friedrich von Marcus (1802-1862) zeigt.

In seinem 1863 erschienen Nachruf schildert der Würzburger Jurist Carl Edel einfühlsam den Verlauf der Krankheit und den Versuch des Mediziners, mit seiner zunehmenden Erblindung zurechtzukommen: Bereits als Gymnasiast durch das Augenleiden beeinträchtigt, gelang es dem begabten Arztsohn dank unermüdlichen Fleißes und der Nachhilfestunden seines Bamberger Landsmanns Johann Lucas Schoenlein, das versäumte Schulpensum aufzuholen und als kaum 15Jähriger sein Abitur abzulegen. Während der folgenden Lebensphase als Student, Assistenzarzt in Würzburg und München sowie als Gerichtsarzt in Leutershausen und Aichach scheint sich das Augenleiden nicht wesentlich verschlechtert zu haben. Und auch in den ersten Jahren seiner Tätigkeit als Professor der Inneren Medizin sowie Oberarzt am Würzburger Juliusspital konnte Marcus das Fortschreiten seiner Augenerkrankung offensichtlich gut kompensieren oder doch zumindest überspielen; dabei kam ihm neben einem guten Gedächtnis vor allem seine eminente rhetorische Begabung zugute.

Um die Jahrhundertmitte hatte die Sehkraft jedoch soweit nachgelassen, dass sich die Behinderung nurmehr durch die konspirative Mithilfe loyaler Klinikassistenten verbergen ließ. Was übrigens keinesfalls bedeutet, dass diese davon nicht für ihre fachliche Weiterbildung profitiert hätten, da Marcus sich detailliert informieren ließ und gezielte Fragen stellte, wie sich der spätere Heidelberger Ordinarius für Anatomie, Carl Gegenbaur, aus seiner Assistentenzeit am Juliusspital nicht ohne Bewunderung erinnerte.

Kritischer äußerte sich der spätere Internist Carl Gerhard, der berichtete, Marcus halte „die Klinik mit so meisterhafter Schauspielerei, daß meine Freunde und ich lange keine Ahnung davon hatten, daß er blind sei. Die Assistenten mußten ihm vorher den Kranken und die Krankheitsprodukte genau beschreiben, und er schilderte dann die Züge des Kranken, das Aussehen des Auswurfs, die Trübung des Urins so genau, als hätte er Alles gesehen." Vernichtend hingegen das Urteil des Schweizer Studenten Jacob Laurenz Sonderegger: „Der Interne [Professor] war beinahe blind, aber ein großer Redner, und deshalb ein gefährlicher Lehrer."

Anfang der 1850er Jahre setzte in der Lokalpresse eine regelrechte Hetzkampagne gegen Marcus ein, die dessen Sehbehinderung aber augenscheinlich nur als vordergründiges Argument für ihre massiven Angriffe gegen den Würzburger Ordinarius verwandte. Ein erster polemischer Artikel erschien am 8. Januar 1851 im ‚Volksboten': Der anonyme Verfasser fragte voll boshafter Ironie, wie Marcus es „über's fromme Herz bringen möcht', noch länger einen Posten zu behalten, dem er thatsächlich außer Stand ist, vorzustehen, weil er so kurzsichtig ist, daß er die Kranken im Bette nicht sieht." Die Medizinstudenten reagierten empört auf diese Schmutzkampagne und verfassten umgehend eine Replik, die am schwarzen Brett des Juliusspitals ausgehängt wurde. Zehn Tage nach Erscheinen der Zeitungsartikel wandten sich schließlich 217 von ihnen in der ‚Neuen Würzburger Zeitung' gegen die „infamen Schmähartikel" und veröffentlichten eine „Ergebenheitsadresse" an ihren Lehrer.

Dieser hatte sich freilich zu diesem Zeitpunkt bereits schweren Herzens entschlossen, dem wachsenden Druck nachzugeben und als Klinikchef sowie als Ordinarius der Inneren Medizin zurückzutreten. Seine beliebten psychiatrischen Kollegs sowie die Vorlesungen über Medizingeschichte setzte er jedoch fort. Und da sein Nachfolger, Heinrich Bamberger, ein so kollegialer wie verständnisvoller Arzt war, überließ ihm während seiner Abwesenheit auch die Betreuung der Medizinischen Universitätsklinik.

Das war sicher tröstlich für den verdienten Hochschullehrer; das Fortschreiten der Augenerkrankung ließ sich dadurch freilich nicht aufhalten. Obwohl ihn die düstere Prognose zunehmend depressiv stimmte, gab sich Marcus nicht der Resignation hin, sondern versuchte, sich bestmöglich mit seiner Krankheit zu arrangieren. In der ständigen Angst, dass die Depression seine Nerven angreifen und die Verzweiflung zu einer psychiatrischen Erkrankung führen könnte, wie er sie täglich bei seinen Anstalts-Patienten vor Augen hatte, war der Mediziner unermüdlich bestrebt, sich durch geistige Beschäftigung abzulenken: So befasste er sich intensiv mit Kunstgeschichte, ließ sich von seiner Gattin und seiner Schwägerin aus deutschen, griechischen und lateinischen Werken vorlesen und erlernte auf seine alten Tage noch die englische und italienische Sprache. Nach außen hin war er dabei stets bemüht, sich seine zeitweise desolate psychische Verfassung nicht anmerken zu lassen.

Die augenärztliche Betreuung hatte damals vermutlich sein Schüler Robert von Welz übernommen, den eine enge Freundschaft mit Albrecht von Graefe verband. Dieser wiederum beschäftigte sich Mitte der 1850er Jahre mit der Iridektomie bei verschiedenen Augenkrankheiten und mit grundlegenden Überlegungen zum Glaukom, die auf den nationalen und internationalen Kongressen 1857 auf breite Zustimmung stießen.

Auch Marcus hatte von dem neuen Verfahren gehört und sah hier einen letzten Hoffnungsschimmer: Zusammen mit Welz begab er sich daher im März 1858 nach Berlin, um sich baldmöglichst operieren zu lassen, eine Konsultationsreise, die dem Würzburger Korrespondenten des ‚Aerztlichen Intelligenzblatts' immerhin eine Meldung wert war.

Marcus' Sehschwäche hatte zu diesem Zeitpunkt, wie Carl Edel in seinem Nachruf berichtet, weiter zugenommen und drohte unaufhaltsam fortzuschreiten: „Während die Sehkraft des rechten Auges - das linke war schon früher fast unbrauchbar geworden - sich mehr und mehr umschleierte, sah er mit banger Befürchtung den kommenden Geschicken entgegen. Den Zusammenhang seines Sehvermögens mit seinem Wirkungskreise wohl begreifend, hing er mit unbeschreiblicher Innigkeit an dem schwächer werdenden Sinne und bot Alles auf, um den schwachen Rest zu retten und zu stärken. [...] Da bemächtigte sich seiner eine unnennbare Angst, er fand nirgends Ruhe und liess oft mitten in der Nacht Licht anzünden, um sich zu überzeugen, ob er dessen Schein noch erblicke, ob die schwache Lichtdämmerung, in welcher er bisher noch Umrisse von Gestalten wahrzunehmen vermochte, nicht verloren sei."

Die Operation gelang zwar, doch war die Schädigung des Sehnerven bereits soweit fortgeschritten, dass sie keine Besserung der Sehfähigkeit erbrachte. Vier Jahre später starb Marcus völlig erblindet in Würzburg.[88]

Andreas Mettenleiter

pathologische Histologie des Auges hat er hauptsächlich begründet".

Müller wurde am 17. Dezember 1820 in Castell in Unterfranken geboren. Seine Studien absolvierte er in München, Freiburg und Würzburg, wo er 1843 den Doktorgrad erlangte. Nach den bayerischen Studienbestimmungen musste er dann noch zwei Jahre lang praktische Fächer absolvieren, bevor er sein Staatsexamen ablegen durfte. Diese Zeit verbrachte er in Heidelberg, Wien und Würzburg und erlernte dort insbesondere die mikroskopische Anatomie bei Henle und die pathologische Anatomie bei Rokitansky.

Bereits 1847, also zwei Jahre nach Abschluss seiner medizinischen Prüfungen, habilitierte er sich in Würzburg mit dem Thema „Ueber den Bau der Molen" und hielt einen Vortrag über das ihm von der Fakultät vorgegebene Thema „Ueber die Natur der Geschwülste, insbesondere des Krebses und Blutschwammes". Seine Habilitationsarbeit zeugt von hervorragender forscherischer Begabung.

III. Augenheilkunde in Würzburg

Als es jedoch 1849 zur Wiederbesetzung der Professur für pathologische Anatomie kam, musste er eine bittere Enttäuschung hinnehmen. Obwohl er die Professur während einer Erkrankung des Stelleninhabers vertreten hatte, wurde nicht er, sondern Virchow auf diesen Posten berufen. Er musste erkennen, dass er sich auf seine vermeintlichen Gönner und Freunde nicht verlassen konnte. Während eines längeren Kuraufenthaltes beschloss er, sich der normalen und vergleichenden Anatomie und Gewebelehre zuzuwenden.

Hier setzte Müller dann einen Schwerpunkt auf die Erforschung der Anatomie und Physiologie des Auges. Seine ersten Studien über das Auge oder, genauer gesagt, die Retina stammen aus den Jahren 1851/52. 1852 wurde er Extraordinarius und las über Anatomie des Auges. Es entwickelte sich eine segensreiche Zusammenarbeit mit Koelliker. In der Fachwelt wurde er besonders durch die Veröffentlichung der Ergebnisse seiner 1851 bis 1856 erfolgten mikroskopischen Untersuchungen über die Netzhaut bekannt. Der rasante Erkenntnisfortschritt ist um so erstaunlicher, wenn man bedenkt, dass noch wenige Jahre zuvor Karl Textor über die vermeintliche „Wiedererzeugung der Krystalllinse" geschrieben hatte.

Im Jahre 1858 erhielt Müller endlich die ersehnte ordentliche Professur, und es wurden ihm die Fächer 'vergleichende Anatomie' und 'topographische Anatomie' zugeteilt. Im Zusammenhang von Müllers frühzeitiger Spezialisierung auf die Anatomie und Physiologie des Auges wird berichtet, dass ihm stillschweigend von seinen Kollegen die Anatomie des Auges bald ganz allein überlassen wurde. Seine Lehrtätigkeit verstärkte er nach einem Besuch bei Albrecht von Graefe in Berlin zu Ostern 1854, als er dort seine ophthalmologischen Fertigkeiten zu vervollkommnen suchte, vor allem natürlich durch die Anwendung des Augenspiegels. Hier begann er auch seine Studien über die Erkrankungen der Augenhäute. Von Graefe unterstützte die Untersuchungen Müllers, indem er ihm – wie dann auch später anderen Augenärzten – pathologisch-anatomische Objekte übersandte, vor allem auch exstirpierte ganze Augen.

Neben seinen umfangreichen, mikroskopischen Untersuchungen der Retina trat Müller durch hervorragende Arbeiten zur Anatomie des Auges hervor: Seine Arbeiten handelten das normale menschliche Auge ab, er schrieb über Augen von Tieren, und er arbeitete über die pathologisch-anatomischen Verhältnisse beim Menschen. Bezüglich der menschlichen Augen „gelang[en] ihm eine Reihe von Entdeckungen, wie die einer Ring-Faserschicht am Ciliarkörper, von Ganglien-Zellen und glatten Muskel-Fasern in der Aderhaut, von glatten Muskeln in den Augen-Lidern und in der Orbita (Orbita-Muskel)"[89] Sein bevorzugter Untersuchungsgegenstand Thema blieb aber die Retina. Er stellte hier auch vergleichende Studien mit der Retina von Tieren an. So hatte er in seiner ersten größeren Arbeit eine ausführliche Darstellung der Retina der niederen Wirbeltiere gegeben und zuvor, unter anderem, die Netzhaut der Tintenfische untersucht. In späteren Jahren erforschte er die Retina des Chamäleons und kam hier zu der Aussage, dass sich in der Retina zweierlei radiäre Elemente finden, nervöse und indifferente. Er stellte sogar das Vorkommen einer dem gelben Fleck der menschlichen Retina entsprechenden Stelle bei den Säugern, Vögeln und Amphibien fest. Außerdem entdeckte er, dass gewisse Vögel zwei foveae centrales oder Stellen des schärfsten Sehens besitzen, von denen die eine dem monukularen, die andere dem binocularen Sehen entspricht.

Müller stellte auch umfangreiche Forschungen über die Gefäße im Auge an. Er publizierte jedoch nur einige kurze Mitteilungen. Er wollte seine Erkenntnisse in einer größeren Monographie darstellen, aufgrund seines frühen Todes kam es dazu aber nicht mehr. In seinen Untersuchungen über die Glashäute des Auges ging Müller auch auf die sogenannte senile Sehschwäche, insbesondere die Glas-Lamelle der Aderhaut und ihre senilen Veränderungen ein. Er arbeitete auch über Veränderungen des Auges und des Kapselstares sowie der Iris.

Die größten Ophthalmologen der damaligen Zeit, Arlt, Donders und von Graefe „schenkten seinen Untersuchungen die größte Beachtung. ... Zahlreiche Schüler strömten in Würzburg zusammen, um sich von ihm in die so schwierige pathologische Anatomie des Auges einweihen zu lassen".[90] Hierzu gehören die Herren Althof, Babuchin, Johannes Becker, Borsenkoff, Brouéff, Eberth, Junge, Iwanoff, Knapp, Langhans, Niemetschek, Odenius, A. Pagenstecher, Pope, Saemisch, Schelske, Schneider, Schweigger, Seuffert, Stüde und von Tröltsch. Zweimal nahm Müller auch an den Heidelberger Zusammenkünften der Augenärzte teil.

Es ist nicht übertrieben, wenn man diese Jahre der Revolution der Augenheilkunde, die bekanntlich durch die Erfindung des Augenspiegels ja überhaupt erst ermöglicht wurde, in Deutschland vor allem in zwei großen Ausbildungszentren verortet:

1. Berlin mit Albrecht von Graefe für die praktische Ausbildung
2. und Würzburg mit Heinrich Müller für die pathologische beziehungsweise histologische Anatomie des Auges.

Zu Müllers akademischen Werdegang muss man freilich sagen: „Nullus propheta in patria." Er wurde von den akademischen Behörden meist übergangen und erhielt nur eine einzige Anfrage wegen einer auswärtigen Professur. Immerhin wurde er von sechs auswärtigen wissenschaftlichen Gesellschaften zum Mitglied gewählt. In Deutschland waren dies die Senckenbergische Gesellschaft in Frankfurt, die Naturforschende Gesellschaft in Halle und der mikroskopische Verein in Gießen.

1864 starb Heinrich Müller im 44. Lebensjahr. Seine Sektion ergab „eine enorme Dissolution der Säfte und Zersetzung der Gewebe, dagegen mit Ausnahme einiger alten Tuberkel in den Lungen keine einzige wesentliche Störung eines inneren Organes, namentlich auch keine Entzündung der Hirnhäute."[91] Einblick in das Wesen Müllers geben die folgenden Äußerungen prominenter Ophthalmologen: Ferdinand von Arlt bezeichnete Müller als „liebenswürdig" und bezog sich dabei auf seinen Berlin-Besuch zu Ostern des Jahres 1857, wo er Müller persönlich kennen gelernt hatte.[92] Albrecht von Graefe würdigte in seinem Brief vom 24. Mai 1864 an Zehender das Wirken Heinrich Müllers und bezeichnete ihn als einen „Edelstein für die Wissenschaft und ein Glanz-Punkt in menschlicher Beziehung". Aber dieser Brief von Graefe an Zehender wurde erst 31 Jahre nach dem Tode Müllers veröffentlicht und zwar 1895 – ein Nachruf ist in den Klinischen Monatsblättern nicht erschienen. Julius Hirschberg bezeichnet dies als „eine von den Unbegreiflichkeiten Zehender's". So ist es nicht verwunderlich, dass sich im Jahre 1916 die 90jährige Witwe Müllers außerordentlich über die Bitte Hirschbergs freute, ihm ein Bildnis ihres verstorbenen Gatten zur Verfügung zu stellen.[93]

Gründung der Universitäts-Augenklinik von 1857

Die Augenklinik von 1857 verdankt Würzburg Robert Ritter von Welz. Er wurde in Kelheim an der Donau am 15. Dezember 1814 als achtes Kind eines

Landrichters geboren. Der Vater verstarb bereits 1828. Seine Mutter schaffte es dennoch mit großen Anstrengungen, ihren Sohn studieren zu lassen, was er ihr mit einem außerordentlich engen Verhältnis dankte. Nach dem Tode des Vaters nahm die Familie ihren Wohnsitz in Würzburg. Die Abschlussprüfung des Gymnasiums bestand er im Jahre 1832 mit dem Prädikat *vorzüglich würdig*. Bereits in seiner Würzburger Gymnasialzeit wurde über sein „höchst originelles Wesen" berichtet. Er hat in Würzburg Medizin studiert – sein Zeugnis über das bestandene Examen datiert vom 20. Januar 1841, die staatliche Approbation erfolgte ein Jahr später. Aus dem Jahre 1841 stammt seine Dissertation über „Des Asklepiades von Bithynien Gesundheitsvorschriften", also eine medizinhistorische Arbeit. 1842–1847 war von Welz als Hilfsarzt im Juliusspital angestellt und suchte 1843 erstmals um die Habilitierung als Privatdozent an.

Von 1843 bis 1848 war er als praktischer Arzt tätig und führte während dieser Zeit zwei Studienreisen durch, für die er aus öffentlichen Mitteln Reisestipendien erhielt. Die erste Reise führte ihn nach Paris, wo er statt geplanter sechs Monate auf eigene Kosten eineinhalb Jahre blieb. Vorrangig sollte er sich hier mit der Psychiatrie und der Choleraepidemie befassen. In Paris wirkte zu dieser Zeit der bekannte Syphilis-Spezialist Philippe Ricord. Hier trat von Welz in eine heftige Diskussion mit Ricord wegen der umstrittenen Frage, ob die Syphilis vom Menschen auf das Tier und umgekehrt übertragen werden könne. Von Welz nahm sogar Impfversuche am eigenen Körper vor, um zu beweisen, dass eine Übertragung nicht möglich sei. Dieser Mut verschaffte ihm breite Bewunderung, auch von dem zu jener Zeit ebenfalls in Paris weilenden Albrecht von Graefe.[94] Zwischen den beiden entstand eine enge Freundschaft. Nach dem Paris-Aufenthalt ging von Welz für ein Jahr nach Wien, um sich bei Rokitansky vorrangig in der Gerichtsmedizin und der pathologischen Anatomie fortzubilden.[95]

Von Welz war ein kreativer Geist. Als der Äther als Narkosemittel auch in Europa bekannt wurde, baute er ein Narkosegerät und stellte dieses in seinem Beitrag „Die Einathmung der Aether-Dämpfe in ihrer verschiednen Wirkungsweise, mit praktischer Anleitung für Jene, welche dieses Mittel in Gebrauch ziehen" vor.[96] 1848 – fünf Jahre nach seinem Ansuchen um Verleihung der Lehrbefugnis als Dozent an der Würzburger Universität – legte er seine Habilitationsschrift vor. Der

Robert Ritter von Welz – nicht nur ein genialer Augenarzt

nkonventionell, praktisch veranlagt, sozial eingestellt und dabei ein ausgesprochener Gemütsmensch – so könnte man den Stammvater der Würzburger Augenklinik charakterisieren, glaubt man den Schilderungen von Zeitzeugen. Und er war, wie seine Publikationen zeigen, ganz entschieden mehr als nur ein begnadeter und einfallsreicher Ophthalmologe: Sein wissenschaftliches Interesse erstreckte sich auf viele andere medizinische Spezialfächer, die damals noch in den Kinderschuhen steckten.

Väterlicherseits wie mütterlicherseits dem bayerischer Beamtenadel entstammend, wurde Robert von Welz 1814 im niederbayerischen Kehlheim geboren. Nach dem Tod des Vaters 1829 kam er mit seiner Mutter und zahlreichen Geschwistern nach Würzburg, wo er die letzten Gymnasialjahre und sein gesamtes Medizinstudium verbrachte. Als Assistent im Juliusspital unter Cajetan von Textor und Carl Friedrich von Marcus sowie in der Poliklinik unter Franz von Rinecker und Bernhard Mohr erwarb er sich fundierte klinische Grundkenntnisse, dazu den Respekt und das Vertrauen seiner Vorgesetzten. Dafür spricht auch, dass er dem Internisten und Medizinhistoriker Marcus seine 1841 gedruckte Dissertation über das medizinische Lehrgedicht des antiken Arztes Asclepiades von Bithynien widmete, das er anhand dreier erhaltener Handschriften ins Deutsche übertrug und kommentierte.

Doch waren seine Interessen, vielleicht zwangsläufig weiter gespannt: Wer als künftiger Privatdozent seinen Mentoren nicht ins Gehege kommen und doch genügend Hörer in seine Vorlesungen locken wollte, um von den Kolleggeldern seinen Lebensunterhalt bestreiten zu können, musste notwendigerweise auf die Randgebiete der großen Fächer ausweichen. Diese erlebten dadurch einen enormen Aufschwung. Zu den aussichtsreicheren Nischen gehörten zu dieser Zeit neben der Gerichtsmedizin die Dermatovenerologie, die damals überwiegend von Laien ausgeübte Zahnheilkunde und nicht zuletzt die Augenheilkunde, die sich jetzt von der Chirurgie zu lösen begann. Der Rinecker-Schüler Welz versuchte sich zunächst in der Syphilidologie, wozu er sich 1845 erfolgreich um ein bayerisches Reisestipendium ins damalige Mekka des Faches, nach Paris bewarb. In der französischen Hauptstadt gelang es ihm nicht nur, durch eine florierende Syphilispraxis, über die sich schon Albrecht von Graefe in einem Brief halb anerkennend, halb amüsiert äußerte, den sechsmonatigen Aufenthalt auf anderthalb Jahre zu strecken: Durch waghalsige Selbstversuche mit Überimpfung von einem Affen konnte er auch eine Syphilistheorie des damaligen Syphilis-Papstes, Philipp Ricord, zu dessen Missvergnügen eindeutig widerlegen.

Frucht einer gerichtsmedizinischen Studienreise nach Wien war die 1848 vorgelegte Habilitationsschrift über die Lungenprobe bei Neugeborenen. Diese diente der sicheren Klärung der forensisch bedeutsamen Frage, ob das Kind bei der Geburt gelebt hatte oder schon tot zur Welt gekommen war. Hierfür konstruierte Welz eigens einen speziellen Apparat.

Als Medizintechniker hatte er sich übrigens schon 1847 erfolgreich bei der Entwicklung eines Narkosegerätes zur sicheren und gefahrlosen Anwendung des damals für die Chirurgie revolutionären Schwefeläthers versucht. Trotz anerkennender Gutachten Textors, in dessen Klinik der Apparat erfolgreich zum Einsatz kam, konnte sich die Erfindung langfristig nicht durchsetzen. Ein Blick in die Vorlesungsverzeichnisse der 1850er Jahre belegt für den Privatdozenten Welz neben praktischen Auskultations- und Perkussionskursen Vorlesungen über Syphilis, Materia medica und Gerichtsmedizin sowie praktische Übungen in Zahnheilkunde, Augenspiegelkurse und ophthalmologische Patientendemonstrationen.

Auch die Würzburger Physikalisch-Medizinische Gesellschaft, im 19. Jahrhundert ein durchaus ernstzunehmendes wissenschaftliches Gremium, profitierte von den Fachkenntnissen von Welz', nicht zuletzt durch dessen kundige Patientenvorstellungen. Neben einem augenärztlichen „Enukleationslöffel" stellte er seinen Kollegen hier auch einen Dampfkochtopf zur Abtötung der damals - vor der Ära systematischer Fleischbeschau - verbreiteten Trichinen vor: Mit dem Kochgerät ließe sich, so die Versuche in seinem Junggesellenhaushalt, beim Garen von Schweinefleisch mit Kraut im Inneren des Fleisches mühelos Temperaturen von 100° Celsius erzielen!

Für das soziale Engagement des bis an sein Lebensende Unverheirateten sprechen großzügige Stiftungen für Bedürftige, Augenkranke und für die wissenschaftliche Förderung der Augenheilkunde. Die Übertragung seines privaten Augeninstituts an die Würzburger Hochschule zur Schaffung einer Universitätsklinik geschah ebenfalls in Form einer Stiftung. Und auch die Förderung eines jungen Baders – Josef Schneider –, dem er über zwei begüterte Damen das Studium ermöglichte, ihn später als Assistenten in sein Haus aufnahm und über die Überlassung der zahnärztlichen Prüfung ein Einkommen verschaffte, passt zu dieser sozialen Ader.

Andreas Mettenleiter

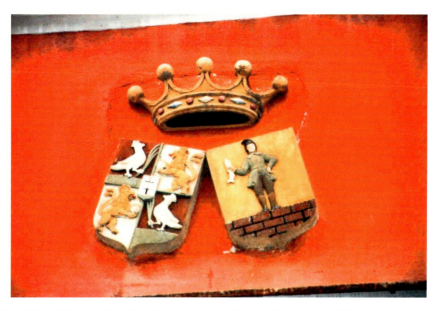
Abb. III.5: Das Welz'sche Familienwappen über dem alten Eingangsportal in der Klinikgasse

Titel lautete: *De pulmonum collapsu, qui fit thorace aperto*. Diese Schrift war noch in lateinischer Sprache abgefasst und beinhaltete 300 Thesen. Er beschrieb darin unter anderem eine Art der Lungenfunktionsprobe bei Neugeborenen und stellte einen „eigens erfundenen Apparat zu einer gerichtlichen-medizinischen Lungenprobe" vor.[97] Er gab seiner Schrift als Leitwort: „Nec duces simus, nec agmen claudemus" [Wir wollen nicht führen, wir wollen aber auch nicht die letzten sein].[98] Die Schrift fand beim Professorenkollegium Anerkennung und von Welz wurde zur Abhaltung einer Probevorlesung „Über die Anwendung der Akustik auf die Resultate der Percussion der Brust und Unterleibshöhlen" aufgefordert. Von Welz absolvierte auch diese erfolgreich und wurde am 25. Februar 1849 zum Privatdozenten ernannt. Im Wintersemester 1850/1851 nahm von Welz seine Tätigkeit als Privatdozent auf und las u. a. über Syphilis und Zahnheilkunde.

Wie seinerzeit Albrecht von Graefe durch Ferdinand von Arlt angeregt worden war, Ophthalmologe zu werden, so wurde nun von Welz durch seinen Freund von Graefe inspiriert, sich diesem medizinischen Fachgebiet zuzuwenden. 1853 hospitierte von Welz bei von Graefe

Gründung der Universitäts-Augenklinik von 1857

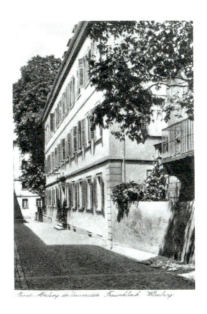 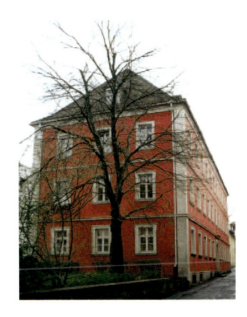

Abb. III.6: Links das „Welzhaus" auf einer historischen Postkarte, wenige Jahre, nachdem die Augenklinik ausgezogen war und der Universitäts-Frauenklinik Platz gemacht hatte. Rechts das „Welzhaus" heute

in Berlin, um sich in der Augenheilkunde zu vervollkommnen.[99] Seit dem Wintersemester 1855/56 dozierte er auch über Augenheilkunde. Neben einem klinischen Augenspiegelkurs bot er fünf Wochenstunden in Augenheilkunde an, darunter auch klinische Demonstrationen. 1855 hatte sich von Welz in einem Privathaus einige kleine Zimmer gemietet und diese als Augenkrankenabteilung eingerichtet. Die räumlichen Verhältnisse waren jedoch sehr beengt und es konnten nur wenige Kranke untergebracht werden.[100] Nach drei vergeblichen Anläufen wurde von Welz mit Wirkung zum 1. April 1857 zum außerordentlichen Professor ernannt.[101] Schließlich wurde er am 24. Dezember 1866 zum ordentlichen Professor der Augenheilkunde an der Hochschule von König Ludwig berufen[102] und damit war nun auch an der Würzburger Universität die Augenheilkunde zum eigenständigen Lehrfach erhoben. Von Welz favorisierte als Operationstechnik bei der Staroperation die Linearextraktion nach zuvor erfolgter Iridektomie. Wissenschaftlich hat er nur wenig publiziert. Bei Fischer werden sieben Beiträge aus seiner Feder aufgeführt, davon drei aus dem Gebiet der Augenheilkunde:

1. Bemerkungen über Diphteritis und Blennorrhoe
2. Über die Entdeckung simulierter Amaurosen und Amblyopien
3. Über Linearextraktion. Vorzeigung einiger Instrumente.

Alle drei Beiträge erschienen in den Klinischen Monatsblättern für Augenheilkunde.[103] Warum von Welz sie nicht in dem von seinem Freund von Graefe herausgegebenen *Archiv* publizierte, ist unbekannt.

Die Klinik von 1857

Im Jahre 1857 eröffnete von Welz in dem Anwesen Obere Wallgasse, heute Klinikgasse 6, seine Augenklinik. 1777 erbaut, diente das Haus zunächst als Epileptikerhaus für das Juliusspital und seit 1805 als Gebärklinik.[105] Bevor von Welz dieses Haus bezog, erhöhte man es um ein Stockwerk und modernisierte die Heizungsanlage und die sanitären Einrichtungen. Das Gebäude ist rechteckig und hat insgesamt drei Stockwerke und ein ausgebautes Dach. Das Erdgeschoss weist in der Breite 10 Fenster auf sowie einen mittigen Eingang, die beiden Ober- und das Dachgeschoss 11 Fenster sowie alle Stockwerke drei Fenster in der Tiefe.

Dieses Gebäude wurde bis 1901 als Augenklinik genutzt.[106] Es mag bei seiner Errichtung vielleicht noch den seinerzeit üblichen Ansprüchen genügt haben, aber bereits Julius Michel, von Welzens Nachfolger als Ordinarius, beurteilte den Zustand des Hauses als völlig ungenügend, insbesondere fand er die Sanitäranlagen grauenvoll: „Aus den beiliegenden Plänen ist zu ersehen; daß nur sehr kleine Räumlichkeiten vorhanden sind, deren Raum noch da, wo Öfen überhaupt sich befinden, durch mächtige Kamine eingeengt ist; Licht und Luft sind diejenigen Dinge, welche man vergeblich sucht. die Fenster klein, durch die enge Gasse mit gegenüberliegenden hohen Gebäuden ihres Lichtes fast beraubt, während durch die Mitte des Gebäudes sich ein schmaler, fast vollkommen dunkler Gang zieht, der an den beiden Enden (in einem Stockwerk ist sogar nur ein Fenster) je ein entsprechend schmales Fenster aufzuweisen hat. Sind dieß schon Verhältnisse, welche hygienischen Anforderungen im Allgemeinen, umso mehr aber solchen einer Klinik, Hohn sprechen, so sind die weiteren wahrhaft schaudererregend. In dieser Hinsicht bietet die Beschaffenheit

Das „Welz-Haus": Würzburgs erste Universitätsaugenklinik – Ein Gebäude mit wechselvoller Geschichte

enn Häuser sprechen könnten, dann hätte das „Welzhaus" in der Klinikstraße – der früheren Oberwallgasse – einen ganzen Roman zu erzählen. Denn was die ehrwürdigen Gemäuer, die sich im ersten Viertel des 18. Jahrhunderts erstmals auf einer Stadtansicht nachweisen lassen, im Laufe ihrer langen Geschichte erlebt haben, ist mehr als ungewöhnlich. Vom Wohnhaus eines Neumünster-Kapitulars zum Epileptikerasyl des Juliusspitals, vom akademischen Gebärhaus zur Augenklinik und vom „Institut für Rassenkunde" zur Medizinischen Universitätspoliklinik hat der Bau mit den Besitzern auch immer wieder seine Verwendung gewechselt.

Als 1765 Fürstbischof Adam Friedrich von Seinsheim beschloss, sich der bisher vernachlässigten Epilepsiekranken seines Hochstifts anzunehmen, beauftragte er eine Kommission mit dem Ankauf eines passenden Gebäudes. Das geräumige Haus des verstorbenen Kapitulars Ganzhorn, in unmittelbarer Nähe zum Juliusspital gelegen und mit einem großen Garten ausgestattet, war für diesen Zweck bestens geeignet. 1773 konnten die ersten Kranken der Obhut des gestrengen „Hausvaters" des neuen Epileptikerasyls übergeben werden. Da man die „fallende Sucht" für eine ansteckende Krankheit hielt, an der man schon allein durch den Anblick eines epileptischen Anfalls erkranken könne, wurden die bedauernswerten Patienten isoliert. Behandeln konnte man das Krampfleiden damals nicht, aber es wurde zumindest versucht, anfallsauslösende Momente zu vermeiden und die Kranken vor Verletzungen während des „Paroxysmo" zu schützen.

1805 wurden die Epilepsiekranken in ein anderes Gebäude des Juliusspitals verlegt, um Platz für Würzburgs erste Universitäts-Gebärklinik zu schaffen. Für diese hatte der damalige Professor für Geburtshilfe, Adam Elias von Siebold, lange kämpfen müssen. Jetzt konnte er seinen Medizinstudenten und auch den Hebammenschülerinnen, die er ausbildete, endlich systematisch praktischen Unterricht in der Geburtshilfe erteilen. Vor allem „heimliche Schwangere", d.h. arme, ledige Frauen, die ihr uneheliches Kind in aller Stille zur Welt bringen wollten, fanden hier unentgeltlich oder gegen eine geringe Verpflegungspauschale Aufnahme und fachkundige Versorgung. Auch nachdem Elias von Siebold als erster Professor für Geburtshilfe an die neu gegründete Berliner Universität berufen wurde, blieb das Gebäude Gebärklinik. Erst als 1857, unter Friedrich Wilhelm von Scanzoni, in direkter Nachbarschaft die neue „Kreisentbindungsanstalt" entstand, zogen die Geburtshelfer aus. Die nunmehr leerstehende Klinik erwarb damals der Augenarzt Robert von Welz, der ein drittes Stockwerk aufsetzte und den später nach ihm „Welzhaus" genannten Bau als Wohnhaus und Augenklinik nutzte. Über dem Portal an der Klinikstraße ließ er sein Wappen anbringen: Das rechte Wappenschild zeigt einen Fischer mit einem „Wels".

Der bekannte Ophthalmologe, ein schrulliger Junggeselle, aber fachlich überaus kompetenter Arzt, war sehr erfolgreich: Allein im Jahre 1871 wurden in seiner Klinik fast 250 Augenkranke stationär behandelt. Hier erhielt auch der Welz' Zögling Joseph Schneider seine ärztliche Ausbildung: Der tüchtige Schüler, der später als Augenarzt im amerikanischen Milwaukee ein gewaltiges Vermögen erwarb, stiftete Stadt und Universität Würzburg später Millionenbeträge. Als Welz 1879 starb, vermachte er seine Privatklinik der Hochschule, die hier Würzburgs erste Universitäts-Augenklinik eröffnete.

Um 1892 versorgte die Klinik in 35 Betten jährlich bereits 700 Kranke. Mit dem Bau der prächtigen Augenklinik am Röntgenring 1901 wurde das „Welzhaus" wieder frei - zur großen Freude der Gynäkologen und Geburtshelfer, deren „Kreisentbindungsanstalt" schon wieder aus allen Nähten platzte. Durch eine überdachte Glasbrücke mit dem Hauptgebäude verbunden, wurde das „Welzhaus" zum zweiten Mal in seiner Geschichte Gebärklinik. Ältere Würzburger werden sich noch an die bekannte Gaststätte in unmittelbarer Nähe der Klinik erinnern: Sie war im Volksmund unter dem Namen „Die Nabelschnur" bekannt, weil hier die „werdenden Väter" auf die erlösende Nachricht aus dem Kreißsaal warteten. Als 1934 die neue Frauenklinik im Luitpoldkrankenhaus bezogen werden konnte, stand das „Welzhaus" abermals leer.

Doch den Nationalsozialisten, die dem Gynäkologen Carl Joseph Gauss für die „deutschen Mütter" das prächtige Klinikgebäude in Grombühl errichteten, hatten dem ehrwürdigen Bau eine wichtige Aufgabe zugedacht: Im Mai 1939, so berichtet die ‚Mainfränkische Zeitung' nahm hier das „Universitäts-Institut für Erbbiologie und Rassenforschung" seine Tätigkeit auf. Beim verheerenden Bombenangriff des 16. März 1945 wurde auch das Welzhaus getroffen und schwer beschädigt. Nach dem Wiederaufbau fand das Mathematische Institut hier eine zeitweilige Bleibe: Damals entstanden der noch heute genutzte Hörsaal sowie das Eulenmosaik Sela Bails und die Sgraffiti-Drahtplastik eines sinnierenden Mathematikers von Hanns Bail im Obergeschoss des Hauses. Das farbige Glasfenster mit einer Darstellung des berühmten fränkischen Mathematikers und Astronomen Regiomontanus - Johannes Müller (1436-1476) aus Königsberg - wurde offenbar später gegen eines mit medizinischen Motiven ausgetauscht. Denn seit 1974 ist das Welzhaus, das 1981 unter Denkmalschutz gestellt wurde, Dépendance der Poliklinik und mit dem Hauptgebäude abermals mit einer überdachten Brückenkonstruktion verbunden: Hier ist heute die Hämatologische Ambulanz untergebracht. An den Ophthalmologen Robert von Welz erinnert heute nur noch dessen farbig gefasstes Wappen über dem straßenseitigen Portal.[104]

Andreas Mettenleiter

Die Klinik von 1857

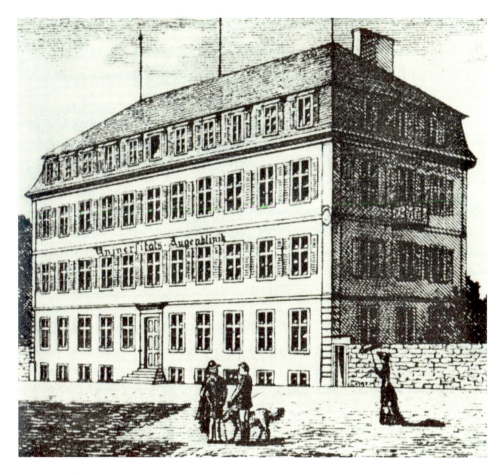

Abb. III.7: Die von Welz'sche Augenklinik. Zeitgenössische Darstellung

Private Konkurrenz?
Würzburger Augenkliniken 1840 bis 1972

ie Würzburger Universitäts-Augenklinik ist aus der ehemaligen Privatklinik Robert Ritter von Welz' hervorgegangen, die dieser der Hochschule vermachte. Sie war keineswegs die erste und auch nicht die einzige ophthalmologische Spezialklinik in Würzburg. Insgesamt gab es zwischen 1840 und 1972 außer der Welzschen Klinik fünf weitere Augenkliniken. War es zu Zeiten Carl Caspar und Barthel von Siebolds noch üblich, wohlhabende Patienten in der „Starstichsaison", im Frühjahr, in Hotels unterzubringen, dort zu operieren, zu behandeln und zu versorgen, richtete der Privatdozent der Chirurgie, Heinrich Adelmann (1807-1883), ab 1840 in seiner Privatwohnung erstmals eine provisorische Klinik zur Behandlung stationärer Augenkranker ein. Diese befand sich in unmittelbarer Nähe des Juliusspitals in der Oberen Wöllergasse (heute Klinikstraße) und bot Platz für fünf bis sechs Betten. Stationäre wie dort ebenfalls behandelte ambulante Patienten dienten Adelmann auch als attraktives Demonstrationsmaterial seiner ophthalmologischen Kollegs für Medizinstudenten. Später zog der Augenarzt mit seiner kleinen Klinik in die Martinsgasse um, wo er bis etwa 1880 praktizierte.

Im gleichen Jahr 1857, in dem Welz aus seiner provisorische Klinik in der Semmelstraße in das ehemalige Gebärhaus der Universität übersiedeln konnte, ließ sich auch der spätere HNO-Arzt Friedrich Anton Tröltsch (1829-1890) in Würzburg nieder und eröffnete eine augenärztliche Privatklinik in der Domerpfarrgasse. Neidisch beobachtete er die Besuche Albrecht v. Graefes bei seinem Konkurrenten Welz und beklagte sich darüber bitterlich in einem Brief an seinen Kollegen Friedrich Horner. Schließlich wich er auf das Nachbarfachgebiet der Hals-Nasen-Ohren-Heilkunde aus, wo er erfolgreich und ohne Nebenbuhler praktizieren und sich 1861 für dieses Spezialfach habilitieren konnte.

Um 1870 eröffneten zwei weitere Ophthalmologen Privatkliniken, die später aus dem Kreisfond unterstützt wurden und je einen Assistenten beschäftigten: 1872 begann der Privatdozent der Augenheilkunde, Friedrich Christian Helfreich (1842-1927), eine Klinik in der Domerschulstraße aufzubauen, die er 1876 mit einem repräsentativen Neubau am Haugerring vertauschte. Bis 1925, als er die Klinik aus Altersgründen aufgab, betreute er hier zusammen mit Krankenschwestern aus dem Orden des Allerheiligsten Erlösers Augenkranke in etwa zwanzig Krankenbetten.

Eine ähnliche Größenordnung hatte damals die Klinik Adam Bäuerleins (1840-1923), der ab 1869 mehrere Häuser an der Juliuspromenade aufkaufte, um dort seine stationären Patienten unterzubringen. Unter Karl Arens (1860-1930), der die Klinik 1901 erwarb, bestand die Privatanstalt bis 1930 weiter. Die Krankenpflege übernahmen hier übrigens zwei freie Schwestern, die auch im Hause wohnten.

Die letzte Würzburger Augenklinik wurde 1901 von Wilhelm Apetz (1872-1956) in der Eichhornstraße gegründet. Beim verheerenden Bombenangriff vom 16. März 1945 komplett zerstört, wurde die Klinik nach Kriegsende in das Privathaus Apetz in der Mergentheimerstraße verlegt. Wilhelms Sohn Heinrich Apetz (1908-1987) übernahm diese letzte Würzburger Augenklinik 1949 und führte sie bis 1972 weiter.

Andreas Mettenleiter

der derzeitigen Abtrittanlagen die treffendste Illustration: statt wasserdichter Rohre von Metall oder gebranntem oder glasiertem Thon sind ausgehöhlte poröse Kalkssteinrohre eingesetzt, welche die Abfallstoffe in eine gemauerte Grube leiten, von hier aus fließen die wässerigen Theile in einem Kanälchen im Hofe ab. Am nördlichen Ende des Hofes tritt ein Kanal in den Keller und verwandelt sich in eine offene Rinne, so daß alle Ausdünstungen im Keller und von da im ganzen Hause sich verbreiten. Außerdem befindet sich noch die Waschküche im Keller, welche keinen Abfluß besitzt, so daß das Ausgußwasser in einer offenen Grube im Keller sich befindet und nur durch Ausschöpfen dasselbe entfernt wird. Kaum kann man sich die Verhältnisse günstiger für eine Imprägnierung einer Gebäulichkeit mit Infektionsstoffen denken können".[107]

Trotz solcher Baumängel versorgte von Welz hier pro Jahr etwa 1000 Patienten, davon ca. 800 ambulant und 200 stationär. Die Bettenzahl betrug 30.[108] Von Welz hatte auch seine Privaträume in diesem Hause. Als Teil eines Stiftungsvermögens ging nach dem Tode von Welz' das Gebäude in das Eigentum der Universität Würzburg über und wurde somit Staatsbesitz.[109] Schenkungen können manchmal auch eine Last sein, und so empfand es wohl auch die Medizinische Fakultät. Aus Pietätsgründen sollte aber kein sofortiger Verkauf stattfinden.[110]

Die Freundschaft mit Albrecht von Graefe

In Paris hatten sich – wie schon erwähnt – von Welz und Albrecht von Graefe kennen gelernt und standen seit dem in freundschaftlichem Kontakt.[111] Es fanden auch regelmäßige Besuche Albrecht von Graefes in Würzburg statt.[112] Albrecht von Graefe führte in Würzburg während seiner Besuche bei von Welz Augenoperationen aus, über die er dann teilweise auch in seinem *Archiv für Ophthalmologie* berichtete.

Im Jahre 1862 besuchten von Graefe und seine Frau von Welz in Würzburg und Graefe äußerte sich wie folgt: „In Würzburg erlebten wir mit Welz, dem gemütlichen alten Sonderling, einige stille Tage und musste ihm nach alter Weise seine ‚verzweifelten Fälle' operieren".

Die Operationen von Graefe in Würzburg fanden erwartungsgemäß wenig Zustimmung bei den anderen dort tätigen Ophthalmologen, so schrieb im Mai 1857 Anton von Troeltsch, der spätere erste Ordinarius für Hals-Nasen-Ohrenheilkunde an der Würzburger Universität an seinen Freund Horner: „Du weißt, Welz ist seitdem Professor geworden, hat das alte Gebärhaus gekauft, um es zur Anstalt einzurichten – ich war absolut unbekannt, als ich vor 3 Monaten begann, ... Suche doch zu erfahren, ob Graefe im Herbst wieder kommen und für seinen Intimus Propaganda machen will. Was würdest Du mir rathen, für mich höchst präjuditionellen Fall zu thun? Gute Miene zum bösen Spiel zu machen, habe ich nicht vor, indem mir Wiederholungen der früheren Werbebesuche die Praxis ruinieren würden. Ich bitte Dich dringend, lieber Horner, rathe mir in diesem Punkte. Ich fürchte, Graefe ist formlos, daß er in seiner Liebe zu Welz gar nicht daran denkt, was er einem Anderen thut, der ihn doch nie beleidigt hat. Wäre es nicht gut vielleicht, wenn Du gelegentlich an Michaelis schriebest von meinem Success, denn Welz, vermuthe ich, wird Graefe kaum etwas davon erzählt haben, als er während der Osterferien in Berlin war. Wir stehen sonst gut zusammen, und ich werfe jeden Welz'schen Patienten zur Thüre hinaus".[113] Der Ausspruch der „verzweifelten Fälle" von Welz wird als Anekdote gerne in Medizinhistorikerkreisen überliefert. Hierbei mag zuweilen der Eindruck entstehen, dass von Welz nur ein zweitklassiger Operateur gewesen wäre, was aber nicht zutreffen dürfte. Sein ehemaliger Assistent, Professor der Augenheilkunde und Medizinhistoriker Friedrich Helfreich (1842–1927) meinte vielmehr: „Als Arzt ist er erfolgreich, besonders auf operativem Gebiet".[114] Auch das gern überlieferte, eigentümliche äußere Aussehen des unverheirateten von Welz,[115] mag dazu beigetragen haben, ihn als Sonderling erscheinen zu lassen und ihn, daraus resultierend, vielleicht nicht als eine Kapazität anzuerkennen, wie es ihm eigentlich zustand: „Äußerlich fiel er auf durch einen blauen Frack mit goldenen Knöpfen und einen großen Kalabreserhut".[116] Aber von Welz hatte offensichtlich mehrere Kopfbedeckungen, denn er trug auch einen Fez.[117]

Die Aufenthalte Albrecht von Graefes in Würzburg hatten ihren Grund im Übrigen wohl – zumindest später – nicht nur in der Freundschaft mit von Welz, wie vielfach angenommen wird, sondern auch darin, dass von Graefe während eines Aufenthaltes in Würzburg 1853 mit der gut aussehenden Katharina Vogel eine Tochter gezeugt hatte, nämlich Maria Antonie Mathilde Vogel, welche am 30. Januar 1854 in Würzburg das Licht der Welt erblickte. Später war sie eine verehelichte Matthes und unter anderem Mutter des Physikers Albrecht Matthes. Albrecht von Graefe bekannte sich zu seinem außerehelichen Kind und traf sogar die testamentarische Verfügung, dass sich bei einer Verheiratung der Kindsmutter diese sich für immer von ihrer Tochter trenne „und dieselbe Herrn Professor von Welz in Würzburg zur Sorge und Erziehung zu übergeben [sei]. Hierzu kam es aber nicht, denn die Kindsmutter zog es vor, unverehelicht zu bleiben und dürfte in den Genuss des ihr somit zugestandenen Legats von 6000 Talern gelangt sein."[118]

Der „von Graefe'sche Preis" der Ophthalmologischen Gesellschaft

Mit Urkunde vom 6. August 1874 errichtete Robert Ritter von Welz zur Erinnerung an Albrecht von Graefe die folgende Stiftung: „Im treuen Andenken meines unvergesslichen Freundes und Lehrers, des am 19. Juli 1870 verstorbenen Professors der Ophthalmologie in Berlin, Dr. Albrecht von Graefe, und im dankbaren Gefühle für Alles, was ich seiner Lehre und seinem Beispiel schulde, glaube ich ganz in dessen Sinne zu handeln, wenn ich eine Bestimmung ins Leben rufe, welche den Zweck hat, hervorragenden Leistungen in der Ophthalmologie eine besondere Anerkennung zu zollen, sowie es hinwiederum ein Bedürfnis meines Innersten ist, hierfür den Namen ‚des von Graefe'schen Preises' zu wählen".[119]

Dieser Preis war eine nationale Auszeichnung.[120] Prämiert werden konnten anfangs nur Arbeiten, welche im *Archiv für Ophthalmologie* publiziert worden waren, wobei die Veröffentlichung in den vergangenen drei Jahren, welche dem Jahr der Prämierung ein Jahr vorausgingen, in deutscher Sprache erschienen sein musste. Arbeiten der Preisrichter selbst konnten auch noch bei der nächsten Prämierung berücksichtigt werden.

Ich schau' Dir in die Augen... Der original erhaltene Helmholtz-Augenspiegel der Würzburger Augenklinik

Das Auge stellt das einzige Fenster des menschlichen Körpers dar, durch das physiologische Vorgänge und deren pathologische Veränderungen visuell untersucht werden können. Bereits im Jahre 1847 hatte der Wiener Physiologe Ernst Wilhelm Brücke eine wissenschaftliche Theorie des sog. „Augenleuchtens" veröffentlicht, eines bereits seit der Antike bekannten Phänomens, bei dem die Pupille bei richtiger Stellung des Beobachters aufleuchtet, wenn das Auge aus einer bestimmten Richtung beleuchtet wird. Es blieb dem Physiker, Mathematiker, Mediziner und Philosophen Hermann von Helmholtz (1821-1894) vorbehalten, aus dem physikalischen Verständnis des Augenleuchtens die Möglichkeiten zur Entwicklung des Augenspiegels abzuleiten, welcher im Jahre 1850 erstmals eine direkte visuelle Untersuchung des Augenhintergrundes erlaubte und damit einen Meilenstein in der Geschichte der Augenheilkunde darstellt. Um das Innere des Auges aber von außen betrachten zu können, muss zunächst Licht ins Auge fallen. Ein Großteil der Lichtmenge wird vom Augenhintergrund absorbiert, der übrige Teil wird reflektiert und verlässt das Auge in Richtung der Lichtquelle auf dem gleichen Wege, wie es in das Auge gelangt ist. Dadurch entsteht das folgende Problem: Um das am Augenhintergrund gestreute Licht auffangen zu können, muss der Beobachter sein Auge in den Strahlengang bringen, ohne das einfallende Licht zu verdecken. Tatsächlich hätte Brücke fast den Augenspiegel erfunden, als er durch eine Röhre schaute, welche in die Flamme einer Kerze gestellt wurde. Später soll Brücke bemerkt haben: „Die größte Dummheit meines Lebens war, dass ich den Augenspiegel nicht erfunden habe." Helmholtz löste das Problem, wie er selbst schrieb, durch Experimentieren mit einfachsten Hilfsmitteln innerhalb nur einer Woche. Seinem Vater schrieb er: „Außerdem habe ich eine Erfindung gemacht, welche möglicherweise für die Augenheilkunde von allerbedeutendsten Nutzen sein kann. Sie lag eigentlich auf der Hand, erforderte weiter keine Kenntnisse, als was ich auf dem Gymnasium von Optik gelernt hatte, dass es mir jetzt lächerlich vorkommt, wie andere Leute und ich selbst so vernagelt sein konnten, sie nicht zu finden. Es ist nämlich eine Combination von Gläsern, wodurch es möglich wird, den dunklen Hintergrund des Auges durch die Pupille hindurch zu beleuchten, und zwar ohne ein blendendes Licht anzuwenden, und gleichzeitig alle Einzelheiten der Netzhaut genau zu sehen..."

Man sieht die Blutgefäße auf das zierlichste, Arterien und Venen verzweigt, den Eintritt des Sehnerven in das Auge usw. ... Durch meine Erfindung wird die spezielle Untersuchung der inneren Gebilde des Auges möglich."

Die Abbildung zeigt eine Fotografie des Helmholtz-Augenspiegels der Würzburger Augenklinik und daneben eine Skizze des Strahlengangs während einer Augenuntersuchung, welche die Helmholtz'sche Lösung des Problems veranschaulicht. Mehrere schräggestellte, planparallele Glasplatten dienen als halbdurchlässiges Medium. Sie spiegeln einerseits das Licht ins Auge des Patienten, sind aber durchlässig genug, um einen genügend großen Anteil des vom Auge reflektierten Lichtes zum Auge des Beobachters gelangen zu lassen. Auffällig ist, dass die Glasplatten nicht unter einem Winkel von 45°, sondern von 60° angebracht sind. Der Winkel von 60° führt dazu, dass die Lichtquelle nach hinten versetzt werden muss, um das Auge beleuchten zu können. Diese Einstellung hatte sich für Helmholtz als optimal erwiesen, da so der störende Einfluss von Reflexionen minimiert werden konnte.

Wie bei vielen Neuentwicklungen wurde der Augenspiegel nicht gleich von allen Augenärzten positiv aufgenommen. Manche Ärzte lehnten das neue Instrument ab, weil sie befürchteten, es sei zu gefährlich, grelles Licht in kranke Augen fallen zu lassen. Als schließlich der Augenarzt Albrecht von Graefe (1828-1870) zwei Spiegel zur Erprobung auslieh und sie mit Erfolg zur Beobachtung des Augenhintergrundes und zur Entwicklung neuer Operationsmethoden einsetzte, wurde der Augenspiegel rasch populär. Das Funktionsprinzip des Augenspiegels ist auch heute noch die Grundlage vieler diagnostischer Methoden in der Augenheilkunde, wenngleich das Auge des Beobachters bei vielen bildgebenden Verfahren (z. B. der Optical Coherence Tomography (OCT)) durch empfindliche elektronische Sensoren ersetzt wurde.

Die Würzburger Augenklinik verfügt mit dem original erhaltenen Helmholtz-Augenspiegel über einen seltenen Schatz aus einem Zeitalter der Universal-Gelehrten, die noch so weit auseinander liegende Wissensgebiete wie Physik, Mathematik, Medizin und Philosophie in einer Person vereinen konnten.

Thomas Meigen

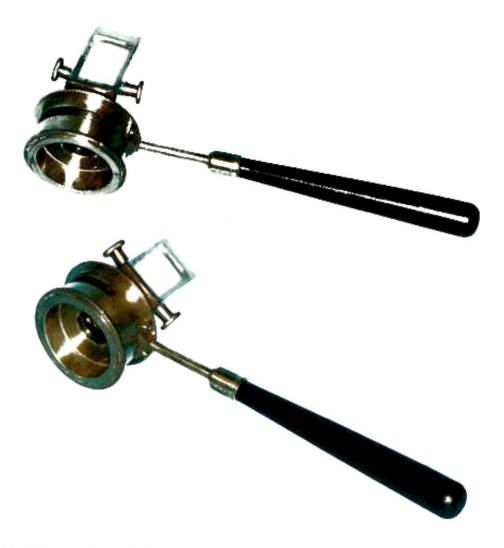

Abb. III.8: Ein Original-Augenspiegel nach H. Helmholtz aus der Sammlung der Universitäts-Augenklinik Würzburg

Das Kapital der Stiftung war mit einem Nominalwert von insgesamt 5000 Fr.-Obligationen ausgestattet. Anleiheschuldner war die süd-österreichisch-lombardisch- und central-italienische Eisenbahn-Gesellschaft. An jährlichen Zinsen fielen 150 Fr. an, was somit einer Verzinsung von 3 % entsprach. Der Preis selbst betrug 450 Fr. mit einem Gegenwert von 360 Mark. Von Welz bestimmte, dass zu seinen Lebenszeiten eine Statutenänderung nur mit seiner Einwilligung stattfinden dürfe und dass nach seinem Tode „bei den Wandlungen der Zeit, so lange es möglich ist, immer nachstehende Gesichtspunkte festgehalten werden" müssten: „1) soll, um das Andenken von Graefe's zu ehren, stets der Name ‚von Graefe'scher Preis' erhalten bleiben; 2) soll damit immer der wissenschaftliche Fortschritt in der Ophthalmologie gefördert und anerkannt werden."[121] Der Preis erlosch im Jahre 1938. Er wurde 1940 als „von-Graefe-Preis" neu eingerichtet.[122]

Josef Schneider

Den meisten Würzburgern ist wohl die Josef Schneider-Straße bekannt, an der das Kopfklinikum sowie das Areal, welches die Frauenklinik und die Universitätskliniken im Luitpoldkrankenhaus umfasst, gelegen sind. Sie ist nach Dr. med. Josef Schneider (1845–1927) benannt, der sich vom Barbier zu einem angesehenen Augenarzt entwickelte. Von Welz war bei ihm Kunde gewesen, als er noch als Barbier arbeitete. Er erkannte ihn als förderungswürdigen jungen Mann und konnte ihn für den Arztberuf gewinnen. Mit pekuniärer Unterstützung von Welz' und zweier Würzburger Wohltäterinnen wurde Schneider das Medizinstudium finanziert. Aus dem geschickten Barbier wurde ein geschickter Ophthalmochirurg. Von einem Patienten der Welzklinik wurde Schneider in die USA abgeworben und wanderte nach dem Tode von Welz' nach Milwaukee aus,[123] blieb aber Würzburg und der deutschen Ophthalmologie, auch als Wohltäter, stets verbunden. Würzburg verdankt ihm sogar die Straßenbahnlinie zwischen der Stadt und dem Luitpoldkrankenhaus.[124]

„Dr. Joseph Schneider-von Welz-Stiftung" der Ophthalmologischen Gesellschaft

Ganz in der Tradition seines Lehrers von Welz stehend, stiftete im Jahre 1913 Joseph Schneider der Ophthalmologischen Gesellschaft in Heidelberg die „Dr. Joseph Schneider-von Welz-Stiftung": „In

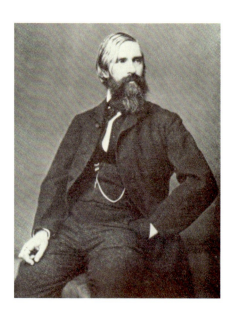 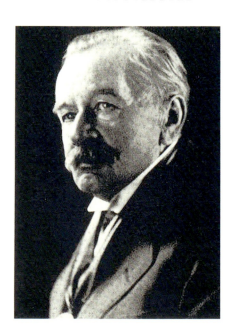

Abb. III.9: Albrecht von Graefe (links) und Josef Schneider (rechts)

dankbarer Erinnerung an meinen väterlichen Freund und Lehrer, den 1878 verstorbenen Dr. Robert Ritter von Welz ..... übergebe ich der Ophthalmologischen Gesellschaft zu Heidelberg, ... die Summe von Dreißigtausend Mark zum Zwecke einer Stiftung unter dem Namen ‚Dr. Joseph Schneider-von Welz-Stiftung' zur Förderung der Augenheilkunde."

Um einen Preis aus dieser Stiftung konnte man sich bewerben, während ein von Graefe'scher Preis zuerkannt wurde. Aber diese Stiftung Schneiders erfuhr kaum Resonanz. Lediglich Lindner[125] suchte im Jahre 1920 – nach Aufforderung – um eine Preisvergabe nach. Aufgrund inflationsbedingter Entwertung fragte man bei Josef Schneider um erneute Dotierung des Stiftungskapitals nach. Die Antwort ist nicht überliefert, da aber das Restkapital der Stiftung in Höhe von 350 Reichsmark 1940 in den neu gestifteten von Graefe-Preis überstellt wurde,[126] kann von keiner erneuten Schenkung ausgegangen werden!

Julius (von) Michel (1843–1911)

In der Nacht vom 11./12. November 1878 verstarb von Welz.[127] Er hatte

Josef/Joseph Schneider (1845-1927) – Vom armen Waisenjungen zum Millionär und Mäzen Würzburgs

Es war einmal ... ein armer Waisenjunge. Dem waren Vater und Mutter gestorben. An der Hand einer Schwester zog er in die Fremde. Dort fand er gute Menschen, die ihm eine Baderlehre und ein Studium ermöglichten. Weil er brav und fleißig war, nahm ihn der Direktor einer Augenklinik in sein Haus auf und lehrte ihn seine Kunst. Als der Meister starb, begab sich der junge Arzt erneut auf Wanderschaft. Da nahm ihn ein wohlhabender Kranker mit über das Meer in ein fernes Land. Er half ihm, dort eine Praxis zu eröffnen, mit der sich der Arzt schon bald großen Reichtum erwarb. Aus Dankbarkeit schenkte dieser der Stadt und der Universität, wo er studiert hatte, eine große Summe Geldes zur Behandlung armer Kranker, zur Erforschung von Krankheiten und sogar eine Straßenbahnlinie zum neu erbauten Krankenhaus. Doch weil die Menschen undankbar sind, vergaßen sie ihn schon bald nach seinem Tod.

Ein modernes Märchen? Vielleicht. Jedenfalls eines, das auf Tatsachen beruht. Der Mann, von dem hier die Rede ist, hieß Josef Schneider und kam 1845 im schlesischen Weigelsdorf zur Welt. Vermutlich als Barbier lernte ihn der Augenkliniker Robert von Welz kennen, der Gefallen an dem anstelligen und manuell geschickten jungen Mann fand. Zwei begüterte Damen der Würzburger Gesellschaft, die Arzttochter Anna Geigel und die Kaufmannstochter Franziska Wunsch, ermöglichten ihm ein Medizinstudium. Nach dem Studienabschluss wurde Schneider bei Welz Privatassistent und musste diesen wegen dessen schwacher Gesundheit immer öfter vertreten. Aus dieser Zeit stammen auch drei kleine augenärztliche Facharktikel. Auf Drängen seines Mentors erhielt Schneider 1876 zwar keine besoldete Anstellung, aber zumindest eine jährliche finanzielle „Gratification" sowie eine einmalige Remuneration. Auch die gebührenpflichtige zahnärztliche Prüfung überließ Welz seinem Schützling.

Als Robert von Welz im November 1878 starb, versah Schneider die Klinik noch provisorisch, bat dann aber um Entlassung, um eine augenärztliche Studienreise zu unternehmen, die ihn u.a. nach Wien und Halle führte. Als sich in Halle ein erfolgreich operierter Patient aus den USA erbot, einem jungen Augenarzt, der ihn in seine Heimat begleiten sollte, beim Aufbau einer Praxis zu helfen, erinnerte man sich an Schneider, der das Angebot gerne annahm. Im damals überwiegend deutschsprachigen Milwaukee, dessen Einwohnerzahl sich zwischen 1880 und 1910 von 116 000 auf 350 000 fast verdreifachte, kam Schneider zu raschem Reichtum, was umso weniger erstaunt, als er sich das Terrain lediglich mit einer Handvoll schlecht ausgebildeter Okulisten teilen musste, und zumindest die deutschsprachigen Patienten sicher gerne auf einen Facharzt aus der alten Heimat rekurrierten. Die Verbindung nach Deutschland war dem Augenarzt zeitlebens wichtig: So ließ er es sich trotz gutgehender Praxis nicht nehmen, regelmäßig an den Tagungen der Ophthalmologischen Gesellschaft in Heidelberg teilzunehmen.

Und in dankbarer Erinnerung an die Hilfe und Unterstützung, die er als Student und junger Privatassistent in Würzburg erfahren hatte, rief er nach dem Vorbild seines verehrten Mentors Welz zwischen 1911 und seinem Tod 1927 drei Stiftungen ins Leben, die der ärztlichen Versorgung mittelloser ophthalmologischer Patienten (Dr. Schneider Anna und Franziska Stiftung), der Erforschung und Bekämpfung von Volkskrankheiten, v.a. der Tuberkulose (Dr. Schneider Theresia Stiftung) und der Förderung der Augenheilkunde (Dr. Schneider Welz Stiftung) gewidmet waren.

Durch eine Einzelspende ermöglichte der Augenarzt zudem den wichtigen Straßenbahn-Anschluss des neu errichteten Luitpold-Krankenhauses mit den Universitäts-Kliniken an Bahnhof und Stadtzentrum. Zahlreiche weitere Sach- und Geldspenden kamen der Versorgung der notleidenden Bevölkerung während des Ersten Weltkrieges, dem Studentenfond und der Professoren-Versorgungskasse der Hochschule sowie dem Bau einer Kinderliegehalle in der - damals neuen - Universitäts-Augenklinik am Röntgenring zugute. Die Geldentwertung der Inflationszeit machte es erforderlich, die Würzburger Stiftungen neu zu begründen. Letztmalig erhielten Stadt und Universität mit der Testamentsvollstreckung 1927 bedeutende Mittel zur Aufstockung der Stiftungskapitalien zur Verfügung gestellt.

Würzburg dankte dies dem großzügigen Stifter noch zu Lebzeiten: 1912 erhielt er die Bene-merenti-Medaille der Universität, 1921 die Ehrenmitgliedschaft und 1922 den Titel eines Ehrensenators der Alma Julia. Um 1925 - nach dem Bau der damals noch eingleisigen Straßenbahnlinie zwischen Wagnerplatz und Luitpoldkrankenhaus - wurde die ehemalige Oberdürrbacher Straße, an der die neuen Kliniken lagen, in Josef-Schneider-Straße umbenannt. Zum Universitätsjubiläum 1932, fünf Jahre nach dem Tod Schneiders, ließ der damalige Ordinarius für Augenheilkunde, Franz Schieck, am Portal die Inschrift „DR. JOSEF SCHNEIDER / ANNA u. FRANZISKA / STIFTUNG" anbringen. Und bis in die 70er Jahre wurde der Josefstag in der Augenklinik als Erinnerung an Josef Schneider alljährlich feierlich begangen. Seit dem Bau der Kopfklinik 1970 liegt auch die Universitäts-Augenklinik an der Josef-Schneider-Straße.

Über das Privatleben Schneiders in Milwaukee ist wenig bekannt: Er heiratete dort und hatte zwei Töchter, die bei seinem Tod 1927 beide verheiratet waren. Im Sommer 1925 weilte er ein letztes Mal in Würzburg und zog sich bei der Rückreise eine schwere Erkrankung zu, von der er sich nicht mehr erholen konnte.

Nach dem Bekanntwerden des Ablebens Schneider verfasste der Augenkliniker Franz Schieck als Rektor der Universität ein Beileidsschreiben, und in der Stadtratssitzung wurde ein Nachruf verlesen, der am Folgetag in der Lokalzeitung abgedruckt wurde. Heute erinnert sich in Würzburg kaum noch jemand an den großen Wohltäter der Stadt, und auch den Autor hat es viel Mühe gekostet, etwas Genaueres über Joseph Schneider herauszufinden.

Andreas Mettenleiter

das erste Ordinariat für Augenheilkunde an der Würzburger Universität inne. Bis ein Nachfolger bestellt war, führten Josef Schneider und Friedrich Helfreich die Klinik supplierend nacheinander fort.[128] In ihrem Wiederbesetzungsvorschlag vom 18. Dezember 1878 forderte die Medizinische Fakultät einen Publikumsmagneten zu berufen und wollte die Würzburger Universitäts-Augenklinik an die Spitze bringen: „Bei der Wiederbesetzung des Lehrstuhls der Ophthalmologie und ophthalmiatrischen Klinik befindet sich die medizinische Fakultät in der eigenthümliche Lage, eine klinische Professur besetzen zu müssen, noch ehe die Klinik selbst fundirt und regelmäßig dotirt ist.

In denjenigen Kliniken Würzburg's, welche im Julius-Spital untergebracht sind, ist das Krankenmaterial ein gegebenes und wie es scheint recht stabiles. Den daselbst wirkenden Professoren ist es kaum möglich durch persönliches Zuthun dieses Material zu mehren oder zu mindern. Das soll, nach Wunsch und Ansicht der Fakultät, in der neuen Augenklinik anders werden. Hier muß der Ruf, den der neue Professor im kranken Publikum besitzt oder mitbringt der Anziehungspunkt für das Krankenmaterial werden, welches er sich selbst erst zu schaffen hat. Nur wenn es der Fakultät gelingt, eine Kraft hieher zu ziehen, die im Reich und Lande sich schon als Augenarzt einen Namen gemacht und allgemein in dieser Eigenschaft geschätzt wird, darf sie darauf rechnen, dass die Würzburger Anstalt ein Mittel- und Sammelpunkt der wissenschaftlichen Augenheilkunde werden wird."

In der bisherigen Augenklinik von Welz war es aufgrund der gegenseitigen Konkurrenz[129] „kaum zu einer Ausdehnung gekommen" und sollte deshalb „radical um- und neugestaltet werden". Die Fakultät forderte aus diesem Grunde auch eine Berufung von auswärts – selbst im Hinblick auf den ortsansässigen Prof. Helfreich, dessen Fähigkeiten ausdrücklich anerkannt wurden.

Welch hohen Stellenwert sich die Würzburger Augenheilkunde in den wenigen Jahrzehnten seit ihrer Selbständigkeit als eigenes Fach erworben hatte, dokumentiert die folgende Äußerung: „Gerade aber von ihrer Augenklinik muß die Fakultät besonders viel verlangen. Die Ophthalmologie der Gegenwart dankt dem Fleiße deutscher Augenärzte, dass sie heute unter den praktischen Disciplinen der Medicin die höchste Stellung einnimmt." Auch die weiteren Ausführungen des Wiederbesetzungsvorschlages machen es deutlich: Man wollte einen Mann, der bereits als Kapazität galt. Zur Auswahl standen Theodor Leber in Göttingen, Julius Michel in Erlangen und Karl Völkers in Kiel sowie Schöler in Berlin und von Hippel in Königsberg. Von Welz hatte zwar bereits 1865 im Rahmen seiner Stiftung für die Augenklinik als Nachfolger Dr. Weber in Darmstadt ins Spiel gebracht, aber das war 14 Jahre her und er schien der Fakultät „schon zu weit im Alter vorgerückt". Bei weiteren möglichen kompetenten Kandidaten konnte man davon ausgehen, dass diese ihre Posten an deutschen Hochschulen nicht aufgeben würden, und die Fakultät hatte auch schon eine Abfuhr bekommen. Hierbei dürfte es sich um Theodor Leber in Göttingen gehandelt haben, bei dem die Fakultät für eine Bereitschaft zur Annahme eines Rufes nach Würzburg angefragt hatte, der aber aufgrund von Bewilligungen des preußischen Kultusministeriums in Göttingen blieb.[130]

Michel schrieb damals über seine Chancen zur Berufung nach Würzburg an seinen Freund Horner in Zürich: „Lieber Freund! So haben doch meine Hühneraugen die begründete Aussicht, im nächsten Semester das Würzburger Straßenpflaster zu erblicken; hören Sie wie der Hase gelaufen ist.

Leber wurde mit vier Stimmen primo loco vorgeschlagen, ich erhielt für diesen Platz drei Stimmen, einer enthielt sich der Abstimmung. Kölliker kündigte ein Separatvotum an. Leber lehnte auf die Anfrage hin definitiv ab, brachte mir seine Glückwünsche dar, und so sehe ich mich als Herr der Situation an.

Das Weihnachtsgeschenk ist kein übles, aber wie Leube meint, ein solches ‚Schwein' hat auch nicht jeder, nicht in dem Sinne, daß ich überhaupt vorgeschlagen wurde, sondern, daß Leber abgelehnt hat. So hat Leber auch hierdurch wieder eine bahnbrechende Arbeit geschaffen, denn daß die Bahn nun für mich frei ist, daran darf ich jetzt nicht mehr zweifeln."[131]

Die Fakultät schlug einstimmig als einzigen Julius Michel, Ordinarius an der Erlanger Universität, zur Wiederbesetzung vor.[132] In dem Wiederbesetzungsvorschlag wurden die bisherigen Leistungen Michels gewürdigt. Michel war damals 35 Jahre alt und konnte schon einige Leistungen aufweisen.

So wurde er im August 1872 in Leipzig habilitiert. Bereits im November 1872 bekam er den Ruf als außerordentlicher Professor nach Erlangen, und dort wurde im Wintersemester 1874/75 mit ihm die Augenheilkunde zum Ordinariat erhoben.

Im Sommer 1876 erhielt er einen Ruf nach Bern, den er jedoch wegen der schlechten Verhältnisse der Klinik daselbst ablehnte. Im Vorschlag werden so viele Belege für die Fähigkeiten Michels aufgeführt, dass sie den Rahmen dieser Festschrift sprengen würden.

Die Fakultät kam jedenfalls zu folgender zusammenfassender Würdigung: „Die Fakultät ist der Überzeugung, in Michel den Mann gefunden zu haben, dessen jugendlicher Eifer, dessen Lust und Liebe zu seinem Amte nicht vor den Schwierigkeiten, die ihn hier erwarten, zurückschrecken wird, vielmehr im Stande sein wird, dieselben siegreich zu überwinden. Sein organisatorisches Talent, seine Gabe des freien Worts, seine glänzende, operative Technik, seine gründliche Durchbildung und sein wissenschaftlicher Sinn sind Bürgen, dafür daß die Wahl der Fakultät auf den geeigneten Mann gefallen ist."

Das war eine eindeutige Empfehlung, die sich auch auf Empfehlungsschreiben von Arlt in Wien und Becker in Heidelberg stützte. Der Vorschlag, der noch vom Senat der Universität abgesegnet werden musste, war überzeugend genug, dass Michel vom bayerischen König Ludwig mit in Hohenschwangau datiertem Dekret vom 31. Januar 1879 zum ordentlichen Professor der Augenheilkunde an der Medizinischen Fakultät der Universität Würzburg mit Wirkung zum 1. April 1879 ernannt wurde.

Auch eine Gehaltsverbesserung war für Michel damit verbunden, denn nach einem Jahresgehalt von 5.100 Mark in Erlangen sollte er nun 5.600 Mark in Würzburg erhalten.[133] Diese Berufung lief rasch über die Bühne. Innerhalb weniger Wochen nach dem Tode von Welz war ein neuer Ordinarius bestellt.

Für Michel stellte die Annahme des Postens eine Rückkehr nach Würzburg dar, denn hier war er 1866 zum Doktor der Medizin promoviert worden.

Bereits seine Dissertation hatte ein ophthalmopathologisches Thema: „Über die Veränderungen des Sehnerven, der Netz- und der Aderhaut bei Epilepsie". Zuvor hatte er aber auch in Zürich studiert und war bereits während seiner Studienzeit als Assistent von Adolf Fick (1829–1901) tätig, der später den Lehrstuhl für Physiologie an der Würzburger Universität inne hatte.[134] In seiner Habilitationsschrift von 1872 „Die hinteren Lymphbahnen des Auges" beschäftigte sich Michel ebenfalls mit der Anatomie des Auges.[135]

Michel lehnte bei seinem Amtsantritt eine weitere Nutzung der Augenklinik wegen des schlechten baulichen Zustandes ab. Erst nach diversen baulichen Neuerungen war er mit einer weiteren Nutzung des Gebäudes einverstanden, forderte aber den Bau einer neuen Augenklinik. Die Verwirklichung dieses Planes sollte jedoch noch zwanzig Jahre dauern. Die in ihn gesetzten Erwartungen erfüllte Michel voll und ganz. Er erreichte tatsächlich einen gewaltigen Zuwachs der Patientenzahlen in seiner Würzburger Zeit, wie Tabelle III.1 zeigt.[136]

Michels späterer Amtsnachfolger, von Wessely, setzte seinem Vorgänger mit einer biografischen Arbeit in den *Lebensläufen aus Franken* ein bleibendes Denkmal. Der unverheiratete Michel galt als geselliger, humorvoller Mann: „Wo immer Michel erschien, wurde es um einige Grade wärmer ... unzählige Scherzworte und Späße von ihm gingen von Mund zu Mund, kursieren noch heute in Würzburg [...]. War im Examen ein Kandidat [sic!] an Wissen etwas schwächlich, aber nicht auf den Mund gefallen, so konnte das dennoch seine Rettung sein. Einer, dem es so erging, führte zu seiner Entschuldigung an: ‚Herr Professor, ich habe mich vor kurzem verlobt und darum wenig Zeit zum Arbeiten gehabt', worauf Michel ihn anfuhr: ‚Was verlobt? Unsinn verlobt! Bin auch nicht verlobt.' Als darauf der Kandidat schlagfertig erwiderte: ‚Ist ja auch unbegreiflich, Herr Geheimrat! Die beste Partie von Würzburg!', hatte er gewonnenes Spiel und die gute Laune, in die der Examinator versetzt war, ließ Milde über ihn walten".[138]

Michels Jahre in Würzburg waren auch mit harter Arbeit verbunden. Neben der Leitung der Klinik und seinen Pflichten als Hochschulprofessor war er literarisch tätig, wovon zahlreiche Journalartikel sowie die 1884 erfolgte Herausgabe seines 780 Seiten umfassenden Lehrbuches der Augenheilkunde (2. Auflage 1890) zeugen.[139] Dieses Lehrbuch fand nach Julius Hirschberg in Norddeutschland weder bei

	1880	1883	1886	1890	1893	1899
stationär	375	441	515	523	665	553
ambulant	1691	2755	3760	3760	5347	6935
gesamt	2048	3196	4278	4847	6012	7488[137]

Tabelle III.1.: Zuwachs der Patientenzahlen unter Julius Michel

Studenten noch Kollegen viel Gebrauch – hier wurden vorwiegend die Lehrbücher von Schweigger, Schmidt-Rimpler und Vossius genutzt. Hirschberg lobt es jedoch mit folgenden Worten: „Wer es aber kannte und nachschlug, war erstaunt über den reichen Inhalt, die eingehende Darstellung; war erfreut durch den jedem Kapitel vorangestellten, genauen Literatur-Nachweis, wie er seit den Lehrbüchern von HIMLY und RUETE, d. h. seit einem halben Jahrhundert, fast in Vergessenheit gerathen war. [...] JULIUS MICHEL's eigne Leistungen zeigen sich bei den Erkrankungen der Lider, bei der Erforschung der Mikro-Organismen des Trachoma, bei der chemischen Untersuchung der Hornhaut, in den Versuchen über künstliche Linsentrübung, in seinen Untersuchungen über Iris und Iritis, in seinen Beiträgen zu den Erkrankungen des Aderhaut Traktus und der Netzhaut."[140]

1887 erfolgte eine Übersetzung des Lehrbuchs ins Spanische. Weitere Verbreitung fand sein *Klinischer Leitfaden der Augenheilkunde*, der als Kompendium in 3 Auflagen 1893, 1896 und 1903 erschien. Seiner Mitarbeit an den *Jahresberichten über die Leistungen und Fortschritte der Augenheilkunde*, begründet von Albrecht Nagel und der seit 1899 mit Kuhnt herausgegebenen *Zeitschrift für Augenheilkunde*, ist sein besonderer Arbeitsschwerpunkt zu entnehmen, nämlich die pathologische Anatomie des Auges. Hier sei nur an seine Veröffentlichung zur Thrombose der Zentralvene der Netzhaut erinnert.[141]

Michel durfte sich auch an königlichen Auszeichnungen erfreuen. So erhielt er 1880 „aus Anlaß des 700jährigen Jubiläums des Allerdurchlauchtigsten Königshauses das Ritterkreuz I. Klasse des B. Verdienst-Ordens vom heiligen Michael" und mit Entschließung vom 31. Dezember 1894 das Ritter-Kreuz des Verdienstordens der bayerischen Krone. Diese Ordensverleihung berechtigte zur Nobilitierung. Ein Gesuch um Eintragung in die Adelsmatrikel unter Vorlage einer farbigen Skizze des zu führenden Wappens stellte Michel am 4. Januar 1895.

Mit Schreiben vom 15. Februar 1900 erging dann aus Berlin ein Ruf an Michel an die Berliner Universität, den Michel am 16. Februar der Medizinischen Fakultät der Würzburger Universität pflichtgemäß anzeigte. Der akademische Senat reagierte schnell und forderte die Fakultät zur Beratung auf, „unter welchen Umständen etwa der drohende Verlust von unserer Universität abgewendet werden könnte". Doch Michel bedauerte zwar sein Ausscheiden aus dem Würzburger Lehramte, hoffte aber „auf eine bedeutende Erweiterung" seines Wirkens. Zum 1. Mai 1900 wurde sein Ausscheiden aus dem bayerischen Staatsdienste bewilligt.[142] Wessely schrieb über von Michels Tätigkeit in Würzburg: „Diese 21 Jahre bilden den Höhepunkt in Michels Leben. Seine sonnige Persönlichkeit paßte so recht in die lichtdurchflutete Mainstadt, in der die Jünger der Alma Julia in jenen Tagen es mit ihrem Studium häufig noch nicht allzu eilig nahmen, wofür es Michel bei seiner heiteren Lebensauffassung nicht an behaglichem Humor fehlte. Wer den lebenslustigen, sich äußerlich elegant tragenden Mann sah, dem stets ein heiteres Scherzwort auf den Lippen lag, konnte vielleicht nicht ahnen, welch ernstes wissenschaftliches Streben in ihm lag. Und es ist ein ungewöhnlich strenger, sachlicher Zug, der durch alle seine Arbeiten geht und ihnen ihre besondere Note gibt".[143]

Frank Krogmann

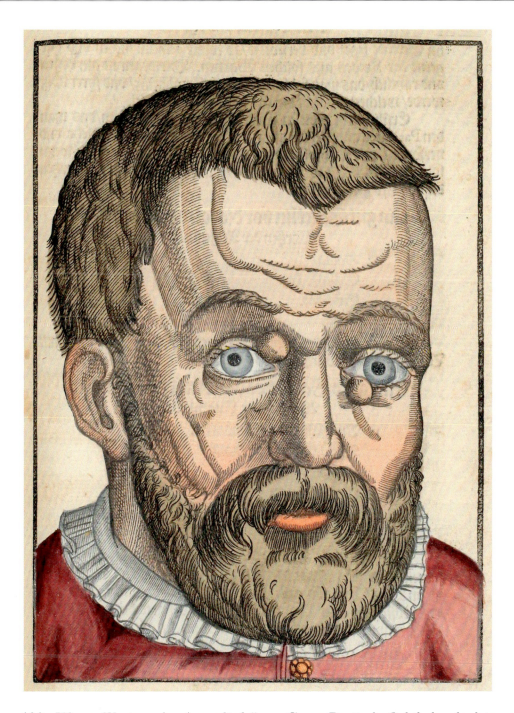

Abb. III.10: „Wartzen der Augenliede" aus Georg Bartisch *Ophthalmodouleia*

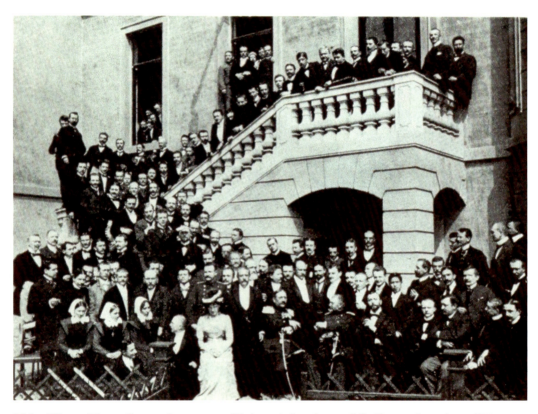

Abb. III.11: Einweihung der neuen Universitäts-Augenklinik am heutigen Röntgenring

IV. Die Universitäts-Augenklinik bis 1945

Die neue Universitäts-Augenklinik am Pleicherring/Röntgenring von 1901

Julius von Michel hatte, wie erwähnt, bereits bei seiner Amtsübernahme 1879 den Bau einer neuen Augenklinik gefordert. Er konnte noch zum Ende seines Würzburger Ordinariats, wenn auch zwanzig Jahre später, erleben, wie seine Forderung Wirklichkeit wurde. Die neue Klinik wurde in den Jahren 1898–1901 erbaut. Zwei Jahre der Bauzeit fielen noch unter Michels Regie, ein Jahr unter die von dessen Amtsnachfolger Hess. Dieser gab in den *Klinischen Monatsblättern für Augenheilkunde*[144] und in der *Zeitschrift für Augenheilkunde* unter dem Titel „Die neue Universitäts-Augenklinik in Würzburg" einen fast gleichlautenden Bericht. Da vielen Lesern dieser Bericht nur noch schwer zugänglich sein dürfte, dieser aufgrund seiner präzisen Angaben aber auch heute noch – auch wegen der Instrumentenausstattung – durchaus interessant ist, sei er hier in voller Länge wiedergegeben: „Die neue Universitäts-Augenklinik in Würzburg, die am 1 Mai ds. Js. dem Betriebe übergeben wurde, ist in den Jahren 1898 bis 1901 nach Plänen des Herrn Bauamtmannes v. Horstig von diesem erbaut. Während der beiden ersten Jahre unterstand die Klinik der Leitung v. Michel's, während des letzten Jahres der meinigen.

Das mächtige, in gefälligem Empirestil errichtete Gebäude besteht aus einem 60 m langen, von Ost nach West gerichteten Hauptbau, an dessen östlichem Ende ein grosser, nach Süden gerichteter Flügel für Hörsaal und Kursräume sich anschliesst. Die nördliche Hauptfront blickt auf das breite, parkartige Glacis am Südwestende der Stadt, in unmittelbarer Nähe des Maines. Die Südfront ist gegen den Klinikgarten gerichtet.

Durch das geräumige, helle Vestibül in der Mitte der Hauptfront gelangt man über 24 Stufen zum Hochparterre, dessen Zimmer sämtlich auf einen der Südfront zugekehrten 3 m breiten Gang führen, der von 2,75 m hohen Fenstern erhellt wird. Der Gang ist auf den Seiten terrazziert, in der Mitte ist ein fast 2 m breiter, dunkelgrüner Linoleumstreifen derart eingelassen, dass er mit dem Terrazzo eine ebene Fläche bildet. Die gleiche Anordnung des Hauptganges findet sich auch in den beiden oberen Stockwerken.

Am rechten Flügel des Hochparterres umfasst der Südrisalit die Wohnräume für zwei Assistenten und die Bibliothek. Ferner enthält dieser Flügel die Pförtnerloge und drei grosse Laboratoriumsräume mit zunächst zehn Arbeitsplätzen, die aber, wenn erforderlich, leicht noch vermehrt werden können. Das eine der Laboratorien ist vorwiegend für bakteriologische Arbeiten bestimmt und mit den erforderlichen Apparaten vollständig ausgerüstet, ausserdem mit Abdampfkapelle etc. versehen.

Zur Linken des Haupteinganges liegt zunächst das Vorzimmer und daneben das Privatzimmer des Vorstandes. Auf dieses folgt ein optisches Zimmer, das mit Hering'schem Fenster, Spiegelhaploskop und anderen Vorrichtungen zu physiologisch-optischen Arbeiten versehen. ist. Weiter folgen drei Abfertigungsräume für poliklinische Kranke: Ein grösseres Zimmer für Sehprüfungen, ophthalmometrische, perimetrische Messungen etc., ein etwas kleineres Dunkelzimmer und wieder ein grösseres dreifenstriges Zimmer zur Abfertigung der äusseren Fälle. An dieses schliesst sich der Warteraum für poliklinische Kranke, aus welchem auch in das Sehprüfungszimmer ein besonderer Eingang führt. Diese vier Räume sind terrazziert und wie alle Krankenzimmer bis zu einer Höhe von 2 m mit Emailfarbe, im übrigen mit Leimfarbe und zwar mit Ausnahme des Dunkelzimmers weiss bezw. in hellen Tönen gestrichen.

An den poliklinischen Warteraum schliessen sich rückwärts die Unterrichtsräume an. Zunächst ein 7 x 11 m grosser, terrazzierter schwarz gestrichener Kursraum für Augenspiegelübungen. Hier wie im kleinen Dunkelzimmer wird zur Spiegeluntersuchung elektrisches Licht benutzt, und zwar 25 kerzige Mattglasbirnen mit halbkugliger, beweglicher Abblendung, deren Helligkeit durch einen sog. Sparschalter (Rheostaten) beliebig, bis zu schwacher Rotglut, abgeschwächt werden kann. Auch die neuen Mattglas-Nernstlampen, die wir seit einiger Zeit versuchsweise eingeführt haben, bewähren sich sehr gut, namentlich auch zur Untersuchung im aufrechten Bilde.

Die neue Universitäts-Augenklinik am Pleicherring/Röntgenring von 1901

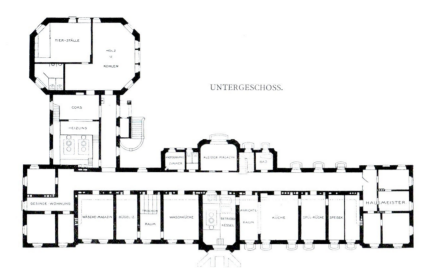

Abb. IV.1: Grundriss des Untergeschosses der Augenklinik am Röntgenring. Neben Lagerräumen und Wohnung für den Hausmeister befand sich hier auch ein Tierstall

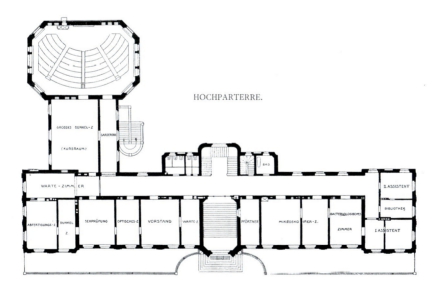

Abb. IV.2: Grundriss des Hochparterre der Augenklinik am Röntgenring. Hier lagen die Zimmer für die ambulante Behandlung, den Studentenunterricht, sowie das Zimmer des Klinikvorstands und der Assistenten

Um den Birnen die gewünschte Beweglichkeit zu geben, habe ich sie mittels sog. Metallschläuche (d. s. biegsame, mit vernickelten Stahlspiralen umwundene Metallstäbe) von 25 cm Länge an der Wand befestigt; durch einfache Bewegung mit einer Hand kann man der Lampe innerhalb der hier nötigen Grenzen jede beliebige Stellung geben. Die Vorrichtung hat sich uns in der Praxis gut bewährt. In den mittleren Saalpartien ist noch eine Reihe von Birnen an Zugpendeln angebracht, so dass im Ganzen leicht 50 Studierende gleichzeitig spiegeln können.

Neben diesen Vorrichtungen befinden sich im kleineren Dunkelzimmer noch zwei Skiaskope nach meinen Angaben und Binocular-Loupe nach Czapski mit elektrischer Beleuchtung, während im grossen Kursraume die Zehender-Westien'sche Loupe aufgestellt ist. Alle diese Instrumente stehen auf Holztafeln, die in die Wand eingelassen sind, um die vielfach störenden Tischbeine zu vermeiden. Unter jeder Spiegellampe sind Schubkästen für die Spiegelutensilien an der Wand befestigt. An den Wänden sind die Bilder des Oeller'schen Atlas unter Celluloidplatten aufgehängt. An den Kursraum schliesst sich der Hörsaal, der eine Fläche von 146 qm bedeckt und 9 m hoch ist. Die 142 Klappsitze steigen in Halbkreisen derart an, dass der Boden der hintersten Reihe 70 cm über jenem der vordersten liegt. Die Halbkreise sind von drei radial angeordneten, 80 cm breiten Gängen mit kontinuierlich ansteigendem Boden durchschnitten. Für den ophthalmologischen Unterricht ist diese Anordnung den steil ansteigenden Hörsälen meiner Meinung nach weit vorzuziehen, da sie eine Demonstration des Kranken aus unmittelbarer Nähe gestattet, ohne dass die Studierenden von ihren hohen Sitzen herunterkommen müssen.

Auch vermeiden wir so das lästige Wartenlassen der Kranken bis zum Schlusse der Vorlesung, was auch den Nachteil hat, dass dann den Studierenden alle besprochenen Einzelheiten des Falles oft nicht mehr genügend gegenwärtig sind und ihnen häufig auch die Zeit zu genauerer Betrachtung des Kranken fehlt. Unmittelbar nach Besprechung des Falles geht der Patient in diesen Gängen zu den Studierenden, was ohne jede nennenswerte Störung des Unterrichts geschieht.

Am hinteren Ende des mittleren Ganges ist der grosse Projektionsapparat aufgestellt, der zugleich als Epidiaskop und zur Mikrophotographie Verwendung findet. Die Projektionsfläche, die sich hinter dem Tische für den Vortragenden

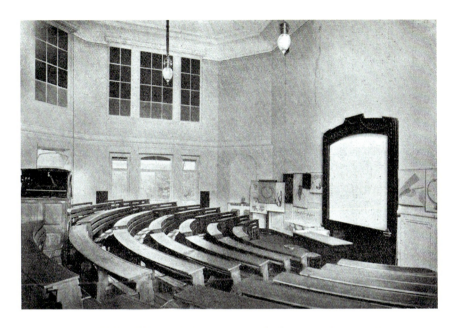

Abb. IV.3: Hörsaal der Augenklinik am Röntgenring

befindet, ist 8 m vom Apparate entfernt und besteht aus einer 4 m hohen, 2 1/2 m breiten Fläche von sorgfältig geglättetem Alabastergyps. Sie ist in der Regel von der davor befindlichen Wandtafel verdeckt, die während der Projektionen leicht nach unten versenkt wird. Zu Projektionen in geringerem Abstande (d. h. wenn noch grössere Lichtstärke gewünscht wird) kann der Apparat bequem auf Schienen in dem mittleren Gang an einem Drahtseile heruntergelassen und so der Projektionsfläche bis auf 3 m genähert werden.

Die Beleuchtung des Saales bei Tageslicht erfolgt durch 19 grosse, zum Teil übereinander angebrachte Fenster, die fast die ganze Ost- und Westwand, sowie einen Teil der Nordwand des Saales einnehmen. Vor den acht unteren Fenstern finden sich breite Marmorplatten zum Aufstellen von Mikroskopen, Präparaten etc.

Die Verdunkelung des Saales erfolgt durch Rolljalousien und die Beleuchtung findet dann wesentlich durch vier grosse Bogenlampen statt. Ausserdem finden sich noch Vorrichtungen, um am Demonstrationstische des Vortragenden bewegliche Lichtquellen, Elektromotoren, Elektromagnete etc. in Thätigkeit zu setzen.

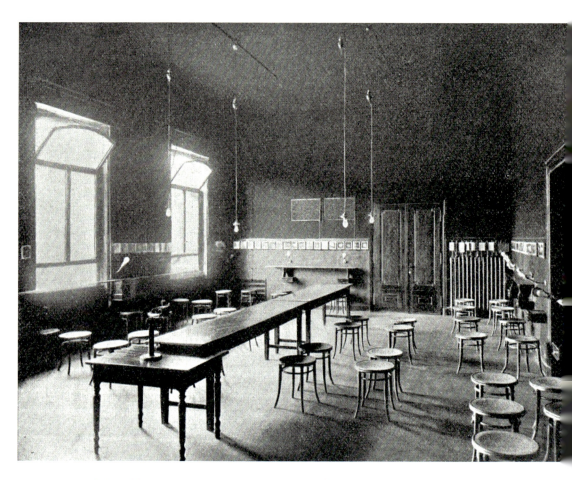

Abb. IV.4: Kursraum der der Augenklinik am Röntgenring

Das häufiger gebrauchte Unterrichts- und Demonstrationsmaterial kann zum grossen Teile in den Fächern eines 2 m langen, 1 m breiten Tisches untergebracht werden, der zugleich dem Vortragenden als Katheder dient. Neben ihm findet sich eine Reihe von Marmorbecken mit Leitung für kaltes und warmes Wasser, sowie ein Instrumententisch für die kleineren, in der Vorlesung vorgenommenen Operationen. Diese beiden grossen Unterrichtssäle haben eigenen Eingang für die Studierenden über eine grosse, dem Garten zugewendete Freitreppe, aus welcher man in die dem Kursraume westlich angeschlossene Garderobe gelangt.

Die Räume des Hochparterres haben (ausser dem höheren Hörsaale) eine lichte Höhe von 4,45 m. Aus dem Vestibül gelangt man auf einer durch mächtige Südfenster erhellten Treppe zu den oberen Stockwerken mit den für stationäre Kranke bestimmten Räumen, die bequem Platz für ca. [sic!] 80 Betten bieten (zunächst sind deren 70 in Gebrauch). Im ersten Stocke umfasst der westliche Flügel die Männerstation, der östliche die Räume für die Verwaltung und die Zimmer für Privatpatienten. In der Mitte zwischen beiden befindet sich der 7,7 m lange und 5,40 m breite terrazzierte Operationssaal, dessen Nordwand fast ganz von einem einzigen grossen Fenster eingenommen ist, vor welchem sich eine 3 m lange, 30 cm breite, weisse Marmorplatte als Fensterbrett findet.

Die Wände sind bis zu 2 m Höhe mit weissen, gemusterten Mettlacher Plättchen belegt, die übrige Wand und Decke ist mit weisser Emailfarbe gestrichen. Ich habe mich nicht von den Vorteilen der schwarzen Operationssäle überzeugen können, welchen wir in einzelnen neueren Kliniken begegnen. Ich kann nicht finden, dass bei der ungewöhnlichen Beleuchtung in solchen Räumen die Beurteilung der feineren Verhältnisse am Auge leichter sei als unter den gewöhnlichen Beleuchtungsverhältnissen in hellen Zimmern; auch haben mich hier die Reflexe von den hellen Wänden nie gestört. Uebrigens würde ich mich schon aus allgemein chirurgischen Gründen nicht dazu entschliessen können, einen Operationssaal schwarz zu streichen, wo doch alles auf peinlichste Reinlichkeit ankommt. Auch erspare ich gern dem zu operierenden Kranken den abschreckenden Eindruck, den solch finsterer Raum hervorrufen muss.

Der Operationssaal enthält vier Marmorbecken mit kaltem und warmem Zufluss, den Instrumentenschrank nebst einer daneben an der Wand angebrachten grossen Glasplatte, eine gleichfalls an der Wand befestigte Marmorplatte für die zum Kochen der Instrumente nötigen Utensilien, ein fahrbares Instrumententischchen und den Riesenelektromagneten (von Hirschmann in Berlin gefertigt).

Als Operationsstuhl dient ein nach meinen Angaben vom med. Warenhaus in Berlin gefertigtes Modell, dessen Platte auf einem starken Eisentempel ruht und mit dem darauf liegenden Kranken mittels Wilkerson'scher OeIpumpe durch eine leichte Fussbewegung in der Höhe beliebig verstellbar, ausserdem nach allen Richtungen drehbar und mit verstellbarer Rückenlehne versehen ist. Neben der Annehmlichkeit, für verschiedene Operationen die bequemste Höhenlage leicht einstellen zu können, ist ein wesentlicher Vorteil dieses Stuhles der, dass die Platte durch einfaches Bewegen mit der Fussspitze leicht so weit gesenkt werden kann, dass die Beine des Patienten, wenn er sitzt, den Boden berühren: er kann daher bequem und leicht aufstehen, und es fällt das lästige Herauf- und Herunterklettern weg, das bei so vielen der gebräuchlichen Operationsstühle zu Unzuträglichkeiten führt. Die künstliche Beleuchtung des Raumes erfolgt durch eine Reihe von Glühlampen, ausserdem sind Anschlussvorrichtungen vorhanden, um bei seitlicher Beleuchtung mit elektrischem Lichte zu operieren. Vor der Operation halten die Kranken sich in einem geräumigen, hellen Nebenraume auf, der zugleich die Wäscheschränke für den Operationssaal enthält.

Die Krankenräume der Männerstation umfassen drei grössere Säle zu zehn bezw. sechs Betten, zwei kleinere Zimmer zu zwei Betten für Kranke II. Klasse bezw. für zu isolierende Kranke, sowie einen Tagraum. Die Betten sind sämtlich aus Eisen, mit Rosshaarmatraze [sic!] versehen und haben fast alle verstellbare Rücklehnen. Die neubeschafften Bettstellen haben Spiralfedereinlagen (Patentmatratzen). Bei jedem Bette steht ein Nachttisch aus Glas und Eisen. Neben dem eigentlichen Tagraume dient der heizbare, über 20 m lange, 3 m breite Gang als Tagraum und wird von den Kranken gerne als solcher benutzt. Er ist zu dem Zwecke vom Treppenhause durch Glasabschluss getrennt. Die Südfenster sind mit Rolljalousien versehen. Sämtliche Krankenräume sind mit dunkelrotem Linoleum belegt, das dem cementierten Boden direkt aufliegt. Sie sind 4,20 –4,70 m hoch, fast alle mit fliessendem Wasser versehen und bis zu 2 m Höhe mit heller Emailfarbe gestrichen. Die Kranken dieser Station werden zunächst bei der Aufnahme in den Nebenräumen der Badezimmer ausgekleidet und nach dem Bade mit Anstaltskleidung versehen; die andere Kleidung gelangt durch Abwurfröhren in der Wand zu dem Kleiderbewahrungsraume im Souterrain. Ein zweiter Abwurf bringt die Bettwäsche etc. in die Waschküche. Die tägliche Reinigung der Kranken findet nicht in den Schlafsälen statt, sondern in einem besonderen Waschraume mit vier Marmorbecken für jede Station.

Der östliche Flügel dieses Stockwerkes umfasst die Verwaltung, Zimmer der Oberin und eine Reihe von Zimmern für Kranke erster Klasse. Alle Räume, sowie Gänge und Treppenhaus sind elektrisch beleuchtet und mit Langsamschaltern versehen; diese bieten neben grösserer Sparsamkeit den Vorzug, dass plötzliche grelle Beleuchtung ausgeschlossen ist und jede gewünschte Abschwächung der Helligkeit im Zimmer erhalten werden kann. Die Untersuchung der bettlägerigen Kranken mit seitlicher Beleuchtung kann mittels elektrischer Lämpchen geschehen, die durch lange Leitungsschnüre mit der elektrischen Leitung an der Wand verbunden sind. Doch ziehe ich hierzu eine von mir konstruierte kleine, zweizellige Accumulatorhandlampe vor, die mir insbesondere auch beim Unterrichte gute Dienste leistet.

Der zweite Stock enthält die Frauen- und Kinderstation, und ist im wesentlichen in ähnlicher Weise angeordnet wie der erste. Doch finden sich hier entsprechend dem östlichen und westlichen Risalit zwei grosse Terrassen, die von den Krankenzimmern direkt zugänglich sind, eine herrliche Aussicht ins Mainthal bieten und bei gutem Wetter den ganzen Tag über den Kranken zum Aufenthalte dienen, zu welchem Zwecke die westliche Terrasse mit einer grossen Marquise versehen ist. Der konsequent durchgeführte Versuch, alle Dunkelkuren zu beseitigen und sämtlichen Kranken Licht und Luft in reichstem Masse zuzuführen, hat uns sehr befriedigende therapeutische Ergebnisse geliefert.

Zu ebener Erde finden wir die Hausmeisterwohnung, die Küche (mit Speisenaufzug), zum Teile mit Dampfkochvorrichtungen, die elektrisch betriebene Waschküche nebst Trockenräumen, die Räume zur Aufbewahrung der Wäsche, die Tierställe, ein photographisches Dunkelzimmer und die Heizräume für die Central-(Niederdruck-Dampf-)Heizung. Das Gebäude besitzt zwei Dampfkessel für den Winter und einen kleineren, der während des ganzen Jahres das Haus mit heissem Wasser versorgt, den Dampf für Küche und Waschküche liefert etc.

Die Räume für die Tierställe sind sehr geräumig, durch zwei grosse Fenster erhellt und ganz weiss gestrichen; auch

IV. Die Universitäts-Augenklinik bis 1945

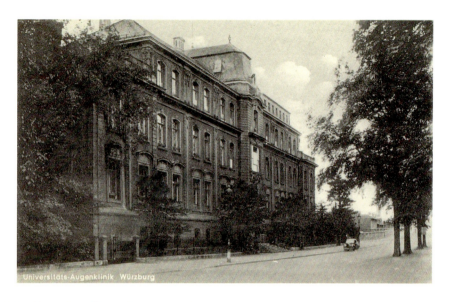

Abb. IV.5: Die Alte Augenklinik am Röntgenring vom Glacis aus gesehen

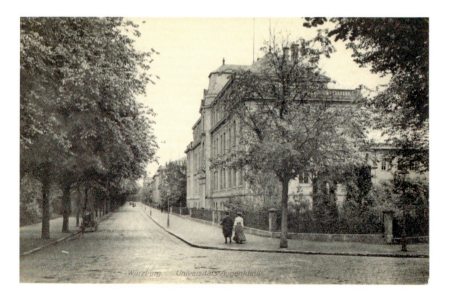

Abb. IV.6: Die Alte Augenklinik am Röntgenring. Ansicht von der Luitpoldbrücke

die Tische für Tierexperimente haben hier Platz gefunden. Diese Räume sind gleichfalls mit fliessendem Wasser versehen und für Spiegeluntersuchungen etc. elektrisch zu beleuchten. Endlich ist noch ein grosser elektrisch betriebener Ventilator von 2 m Durchmesser aufgestellt, der die Luft von aussen im Winter durch einen Vorwärmeraum in die Verteilungskanäle treibt. Es ist ferner ein Wäscheaufzug von der Waschküche bis zum Speicher vorgesehen, der jederzeit eingefügt werden kann. Zu grösserer Sicherheit sind alle Zwischendecken bis zum Dachgebälk nur aus unverbrennbaren Materialien hergestellt. Der Garten ist geräumig genug und enthält mehrere Gartenhäuschen für die Kranken bei schlechter Witterung. Die Kosten des Baues haben sich auf 323 000 M. belaufen. Für die innere Einrichtung, die zum Teile noch aus den Beständen der alten Klinik gedeckt wurde, standen 37 000 M. zur Verfügung."[145]

Wie von Hess in seinem Beitrag erwähnte, wurde das Gebäude am 1. Mai 1901 seiner Bestimmung übergeben. In der *Würzburger Zeitung* wurde hierzu folgendes berichtet. „Gestern fand die Einweihung der neuen Universitäts-Augenklinik, Pleicherring 12, statt. Anwesend waren die Herren: Der kommand. General des kgl. Bayer. 11. Armeekorps Excellenz v. Xylander, Divisionskommand. Excellenz v. Bomhard, der Kommand. des kgl. Bayer. 9. Infanterie-Regiments Würzburg Oberst Oestreicher, der Bürgermeister der Stadt Würzburg v. Michel sowie Magistratsbevollmächtigte. Der frühere Direktor der alten Universitäts-Augenklinik in der Klinikgasse, Prof. v. Michel, war ebenfalls von Berlin aus eingetroffen. Schwester Oberin Wilhelmine Brey.

Bei der Feier im Hörsaal der Augenklinik hielt S. Magnificenz, Herr Rektor Prof. Abert die Festrede und führte aus, daß die Augenklinik als neuer Schößling am alten Stamm der Alma Julia recht zur Blüte gelangen möge. Geh.Rat Burkhart sprach über die Geschichte des Baues und hob die großen Bemühungen des kunstsinnigen Baumeisters v. Horstig-Aubigny hervor. Der jetzige Vorstand Prof. Hess sprach über die Notwendigkeit der Umgestaltung der Klinik und wünschte, daß der neue Bau eine bleibende Zierde für Universität und Stadt sein möge, sodann sprach Prof. Hess über neue Gebiete in der Augenheilkunde, seine Rede war durch schöne Bilder mit dem Projektionsapparat im Hörsaal gut unterstützt.

Am Schluss wurde das lebensgroße Bild des früheren Leiters Prof. v. Michel, Berlin, an die Wand projiziert, was lautes

Beifallstrampeln hervorrief. Ein gemütlicher Frühschoppen schloß die Feier."¹⁴⁶ Dieses Klinikgebäude wurde fast 70 Jahre als Augenklinik genutzt. Der spätere Ordinarius Leydhecker beschrieb seinen ersten Eindruck bei seinem Dienstantritt mit folgenden Worten: „Die erste Besichtigung der Klinik am Röntgenring, die 1900 gebaut ist, erforderte etwas Mut, um keine Enttäuschung aufkommen zu lassen. Man klomm die Eingangsstufen empor und stand vor einer verschlossenen Türe, die vom Pförtner geöffnet wurde, wenn es gelang, ihn aus seinem Dämmerzustand zu erwecken. Der Aufzug, der die Mitte des Treppenhauses einnahm, wirkte museumsreif, aber das Geländer der Treppe, die den Aufzug umspielte, war sehr schön. Ähnliche Aufzüge hatte ich vorher nur in alten Häusern in Kairo gesehen. Ich benutzte ihn nie, aber mein Mißtrauen war nicht berechtigt, denn er blieb nie stecken, im Gegensatz zu den Aufzügen der neuen Klinik nach 1970."¹⁴⁷

Carl von Hess (1863–1923)

Zum 1. Mai 1901, ein Jahr ehe die Arbeit im neuen Klinikgebäude am Röntgenring aufgenommen wurde, war Julius von Michel aus den Diensten der Universität ausgeschieden und die Würzburger Augenklinik brauchte einen neuen Klinik-Chef. Auch diese Wiederbesetzung verlief zügig. Mitte Februar 1900 hatte von Michel seinen Ruf nach Berlin angezeigt und bereits am 1. August 1900 trat Carl von Hess seine Stelle als dessen Nachfolger an. Wie sein Vorgänger hatte er bereits Ordinariatserfahrung. Seit 1896 leitete er als Nachfolger von Wilhelm Uhthoff, mit dem er auch in Würzburg im Wiederbesetzungsvorschlag stand, die Marburger Universitäts-Augenklinik.¹⁴⁸ Hess war seit seiner Kindheit mit der Welt der Augenheilkunde vertraut. Sein Vater Wilhelm Hess, war Augenarzt in Mainz. Er war mit Albrecht von Graefe befreundet und Mitbegründer der Heidelberger Ophthalmologischen Gesellschaft, als deren erster Schriftführer er von 1863 bis 1901, fungierte. Friedrich Horner durfte der kleine Carl „Onkel Fritz" nennen.¹⁴⁹ Aufgrund der damals noch geringen Zahl an Ophthalmologen kannte man einander.

Hess war bereits in jungen Jahren eine Koryphäe auf dem Gebiete der Sinnesphysiologie. Angeregt hierzu wurde er durch Ewald Hering (1834–1918), Professor für Physiologie und Medizinische Physik an der deutschen Universität Prag. Obwohl er kein Ophthalmologe war, wurde ihm wegen seiner herausragenden

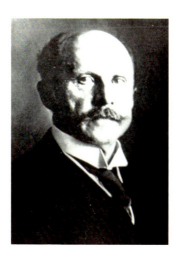

Abb. IV.7: Carl von Hess (1863–1923)

Arbeiten auf dem Gebiet der physiologischen Optik 1906 sogar die Graefe-Medaille verliehen. Carl von Hess hatte zu jener Zeit in Prag seine ophthalmologische Ausbildung bei Hubert Sattler (1844–1928), dem Ordinarius für Augenheilkunde an der deutschen Universität Prag, angefangen. Nach einem Intermezzo in Berlin bei Schöler wechselte Hess nach Leipzig, wohin Sattler zwischenzeitlich einen Ruf erhalten hatte. 1891 wurde Hess in Leipzig habilitiert, und 1895 zum außerordentlichen Professor ernannt.[150]

1900 übernahm Hess den Lehrstuhl in Würzburg und erhielt im gleichen Jahr von Graefe'schen Preis der Heidelberger Gesellschaft. Allerdings mußte ihn sich ex aequo mit Stephan Bernheimer teilen, da sich die Preisrichter auf „die beste Arbeit" nicht festlegen wollten oder konnten. Die Preisrichter würdigten die Leistung von Hess mit folgenden Worten: „Carl Hess hat in einer Reihe von Arbeiten aus dem Gebiete der Accommodationslehre, die thatsächliche Lage der Ciliarfortsätze nach Eserinwirkung und während der Accommodations-Anstrengung festgestellt, und durch genaueres Studium der Linsenverschiebungen, durch deren subjective und objective Maassbestimmung, durch Ergründung ihres Entstehens, die Spannungsverhältnisse der Zonula mit exacten, meist selbst erfundenen Methoden erforscht. Unter Zugrundelegung der Beobachtung, dass der Ciliarmuskel sich erheblich über den zur Erzeugung maximaler Linsenwölbung nothwendigen Contractionsgrad anspannen lässt, hat

Hess bereits verschiedene Fragen aus der Accommodationslehre, wie die Definition des Nahepunktes, die Beziehungen zwischen Accommodation und Convergenz, einer durch seine Befunde nothwendig gewordenen Revision unterworfen, die unsere bisherigen Vorstellungen mannichfach zu klären und zu präcisiren berufen ist, und deren weitere Verfolgung eine reiche Ausbeute für die Förderung unseres Wissens in Aussicht stellt."[151]

Bei seiner Bewerbung um den Würzburger Lehrstuhl konnte Hess insbesondere eine Reihe von Arbeiten aus seinem bevorzugten Arbeitsgebiet, der Sinnesphysiologie, vorweisen und zwar über Lichtsinn, Wahrnehmung von Farben, Farbenblindheit, Nachbilderscheinungen.[152] Bereits 1889 hatte Hess ausführlich „über die physiologische Farbenblindheit des Menschen in den peripheren Bezirken der Netzhaut" publiziert. Hierbei ist seine *vergleichende* Arbeitsmethode erwähnenswert: „zentrale und periphere Bezirke der Netzhaut werden miteinander verglichen; es wird auf die Bedeutung von Helligkeitsgleichungen der Farben beim unbunten Sehen kritisch hingewiesen. ... Sie [diese Arbeit] bereichert unsere Kenntnisse vom Farbensinn des Menschen bedeutend und fußt auf eleganten, kritischen Methoden: Sie enthält die erste *experimentelle* Bestimmung der Heringschen Urfarben Rot, Grün, Blau, Gelb."[153]

Während seiner Anfangszeit in Würzburg, 1902 und 1905, betrieb Hess auch vergleichende tierphysiologische Studien in Neapel bei Dohrn, dem Gründer und Leiter der dortigen Zoologischen Station. Hess untersuchte diverse Arten von Tintenfischen (Loligo, Sepia, Octopus u. a.) und fand heraus, „daß bei Tintenfischen Sehpurpur vorkommt, und daß die Bleichung des Sehpurpurs bei Sepia und Octopus anders verläuft als im Wirbeltierauge. Auch diese Beobachtung ist heute durch eingehende biochemische Untersuchung des Sehpurpurs gesichert ... Damit hat v. Hess als erster bei Wirbellosen das Vorhandensein von Sehpurpur nachgewiesen."[154]

Hess gebührt auch die Priorität für seinen 1907 erfolgten Nachweis, dass Hühner und Tauben über eine dem Menschen ähnliche Dunkeladaptation verfügen – bis dahin hatte man bei Vögeln Nachtblindheit vorausgesetzt. Die hierzu durchgeführten Tests waren genial einfach: „In einem Dunkelraum werden Reiskörner ausgestreut und mit verschiedener, abstufbarer Helligkeit belichtet. Die Versuchstiere, Hühner und Tauben, werden im Hellen oder im Dunkeln in einen bestimmten Adaptationszustand versetzt; dann dürfen sie die belichteten Reiskörner picken. Sie picken die Körner natürlich nur so lange, wie sie sie sehen können. Vermindert man die Helligkeit, mit der die Reiskörner belichtet werden, so weit, daß die Hühner sie nicht mehr finden, dann hat man die Sehschwelle ermittelt, die dem jeweiligen Adaptationszustand entspricht."[155]

Von Hess stellte zahlreiche weitere Versuche auf diesem Gebiet bei Vögeln, Fischen und wirbellosen Tieren, ja selbst bei Wasserflöhen an und kam dabei zu einem aus heutiger Sicht falschen Ergebnis. Er nahm an, dass Fische farbenblind seien, was von dem jungen Zoologen von Frisch erfolgreich bestritten wurde. Von Frisch konnte später übrigens auch ein Farbensehen von Bienen nachweisen.[156] Aber Hess hat sich nicht etwa nur mit sinnesphysiologischen Arbeiten beschäftigt: „Mikroskopisch neue, grundlegende Befunde veröffentlicht er über die Fädchenkeratitis, über Streifentrübung der Cornea, Katarakt und Mißbildung des Auges. Neben Experimenten über die Blitzkatarakt publizierte er mit Römer, dem späteren Ordinarius in Bonn, Arbeiten über die elektive Funktion des Pigmentepithels und erzeugt mit ihm erstmals das Trachom beim Affen."[157]

Abwerbungsversuchen nach Straßburg (1907), Wien (1909), Heidelberg (1910) und Berlin (1912) hielt von Hess stand – aber dem Ruf nach München 1912 als Nachfolger von Oscar Eversbusch konnte er nicht widerstehen. Er leitete als Ordinarius die Münchener Augenklinik bis zu seinem Tode mit 60 Jahren am 28. Juni 1923.

Die vierte Graefe-Medaille, die von Hess 1924 überreicht werden sollte, konnte er nicht mehr persönlich entgegen nehmen. Sie erfolgte an seine Witwe.[158] Frau Hess musste sicherlich bei dem Arbeitspensum ihres Mannes größtenteils auf seine Anwesenheit verzichten. Die Verantwortung für den Haushalt wird bei ihr gelegen haben. Man kann ihr nur wünschen, dass sie durch die stellvertretende Entgegennahme der Graefe-Medaille für ihre Tätigkeit auch eine gewisse Genugtuung erfuhr. Von Hess spürte vielleicht, dass der Würzburger Lehrstuhl nach ihm einen Inhaber brauchte, der sich nicht „nur" vorwiegend mit der Grundlagenforschung in der vergleichenden Sinnesphysiologie beschäftigte, sondern mit Fragestellungen der praktischen Ophthalmologie – er fand diesen und ebnete ihm seine Bahn: Carl Wessely.

Carl Wessely (1874-1953)

Carl Heinrich Wessely wurde am 6. April 1874 in Berlin als Sohn des Geheimen Sanitätsrats Dr. Hermann Wessely und seiner Gattin Mathilde, geb. Glücksberg, geboren. Ostern 1893 erwarb er am Luisenstädtischen Gymnasium zu Berlin das Zeugnis der Hochschulreife. Von Ostern 1893 bis Ostern 1898 studierte er Medizin in Berlin, wo ihn Julius Hirschberg für die Augenheilkunde gewann, und Heidelberg. In Heidelberg bestand er 1895 die ärztliche Vorprüfung und 1898 die ärztliche Staatsprüfung, beide Male mit dem Prädikat „sehr gut". 1898 bis 1901 war er ein halbes Jahr etatsmäßiger Volontärassistent, dann 2 Jahre Assistent an der Universitätsaugenklinik Heidelberg (Leitung: Leber). In dieser Zeit bestand er das Doktorexamen mit „summa cum laude".

Leber gab wesentliche Impulse für die künftige wissenschaftliche Arbeit Wesselys, nämlich die Untersuchung des Flüssigkeitswechsels des Auges. 1902 war er für ein halbes Jahr Volontärarzt an der Universitätsaugenklinik Würzburg und ließ sich danach für 5 Jahre in Berlin nieder. Neben seiner Tätigkeit in seiner Privatpraxis und in seiner eigenen Poliklinik arbeitete er wissenschaftlich im physiologischen Institut der Universität bei Engelmann. Im November 1907 folgte er der Aufforderung von Heß' zum Eintritt in die Universitätsaugenklinik Würzburg als 1. Assistent. Am 25. Februar 1908 hielt er im Rahmen seines Habilitationsverfahrens seine Probe-Vorlesung über „Ernährung und Stoffwechsel des Auges" an der Julius-Maximilians-Universität Würzburg. Die Fakultät urteilte einstimmig, dass „Wessely seine Aufgabe in sehr guter Weise gelöst hat" und empfahl „aufs wärmste" die Zulassung als Dozent.

Gelobt wurden hierbei auch die Übersichtlichkeit und die klare, anziehende Form des Vortrags. Das Thema der Habilitationsschrift lautete „Experimentelle Untersuchungen über den Augendruck sowie über qualitative und quantitative Beeinflussung des intraokularen Flüssigkeitswechsels". Heß lobte die Arbeit sehr, „denn es wird für eine Reihe von therapeutisch interessanter Fragen zum ersten Male an Stelle vager Vermutungen eine streng wissenschaftliche Grundlage gegeben." 1910 wurde er zum „Professor extraordinarius" ernannt. Nach dem Weggange von Heß' 1912 nach München wurde Wessely als Supplent für das Fach der Augenheilkunde und als Vorstand der ophthalmologischen Klinik und Poliklinik bestellt. Zur Wiederbesetzung des Lehrstuhls für Augenheilkunde standen im Fakultätsvorschlag 1.) Ernst Hertel, Straßburg, 2.) Alfred Bielschowsky, Marburg, 3a.) Arthur Birch-Hirschfeld, Leipzig und 3b.) Karl Wessely. Da Hertel und Bielschowsky einem Ruf nicht Folge leisten konnten, empfahl die Fakultät Wessely. Dieser wurde mit Wirkung vom 1. Februar 1913 als ordentlicher Professor an die Universität Würzburg berufen.

Am 9. August 1920 vermählte er sich mit Kunigunde Mosandel aus Würzburg, geb. 24. Juni 1892. 1921/22 war er Rektor der Universität.

Wessely blieb Würzburg 11 Jahre erhalten. Mit Wirkung vom 1. Oktober 1924 trat er die Nachfolge seines ehemaligen Würzburger Chefs von Hess in München an. Im Rahmen der Berufungsverhandlungen wurde vereinbart, dass Wessely die Würzburger Ordensschwestern mit nehmen sollte, um die an der Münchener Augenklinik tätigen Rotkreuz-Schwestern zu ersetzen. Wessely wurde zum 31. Dezember 1935 aus rassischen Gründen seines Amtes enthoben und zwangsweise in den Ruhestand versetzt. Aber im Gegensatz zu den übrigen jüdischen Ärzten, denen die Approbation zum 30.09.1938 entzogen wurde, behielt die Bestallung Wesselys „Auf Anordnung des Führers" ihre Gültigkeit. Da das entsprechende Schreiben des Reichsinnenministeriums vom 2.9.1939 datierte, wäre ein Jahr Berufsverbot anzunehmen.

Die Gründe für die Ausnahmegenehmigung Hitlers konnten bisher nicht eruiert werden; denkbar wäre eine Behandlung Hitlers oder naher Verwandter desselben durch Wessely. Wessely gehörte bis 1938 dem Vorstand der DOG an. Von 1922 bis 1937 war er Redakteur des „Archivs für Augenheilkunde", das 1938 mit „Graefes Archiv für Ophthalmologie" zusammen gefasst wurde. Nach dem Ende des 2. Weltkrieges wurde Wessely auf Weisung der amerikanischen Militärbehörden wieder als Ordinarius und Vorstand der LMU-Augenklinik München eingesetzt. 1948 wurde Wessely zum ersten DOG-Präsidenten nach dem Kriege gewählt. Mit 79 Jahren verstarb er am 25. Februar 1953 unerwartet an den Folgen eines Herzinfarkts. Bis zu seinem Tode hatte er an seiner Klinik gearbeitet und operiert. Wessely, der durch seine Vorträge und Referate auf internationalen Augenärzte-Kongressen länderübergreifendes Ansehen genoss, wurden vielfältige Auszeichnungen zu Teil: Von der Universität Utrecht erhielt Wessely 1936 die Ehrendoktorwürde, die Ungarische Gesellschaft der Ärzte, die „Interstate Postgraduate Medical Association" von Nordamerika sowie die Gesellschaft der Ärzte in Wien ernannten ihn zum Ehrenmitglied und die Gesellschaft der Ärzte verlieh ihm 1937 die Billroth-Medaille.

Ophthalmologisch beschäftigte er sich mit dem Glaukom - wobei ihm die Priorität für die kurvenmäßige Aufzeichnung des Augendrucks gebührt -, Flüssigkeits- und Stoffwechsel des Auges, Pathogenese der Retinaablatio, allergischen Reaktionen des Auges, Wachstumsbiologie des Auges, der Keratitis anaphylactica und der Sinnesphysiologie. und deren Pathologie. Sein schriftstellerisches Werk ist bedeutend. Unter anderem fungierte er als Herausgeber des Werkes „Das Auge", welches in drei Bänden im Rahmen des Henke-Lubarschen Handbuches der speziellen pathologischen Anatomie veröffentlicht wurde. Hierbei hat er die Abhandlung über den Augapfel im ganzen verfasst.

IV. Die Universitäts-Augenklinik bis 1945

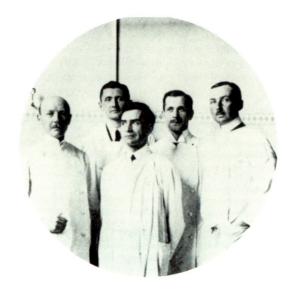

Abb. IV.8: Carl Wessely und seine Mitarbeiter

Abschließend sei O.-E. Lund zitiert, der in seiner Ansprache bei einer Gedächtnissitzung aus Anlass der 100. Wiederkehr des Geburtstages von Karl Wessely u. a. folgende Worte gebrauchte: „Geheimrat Wessely, Beispiel klarer Fragestellungen, unbeirrbaren Strebens nach Erkenntnis, in seiner Laufbahn aber auch Beispiel deutscher Zerissenheit, bedeutet für Generationen Vorbild kühl-sachlicher Auslegung und Abwägung wissenschaftlicher Ergebnisse".[159]

Frank Krogmann

Carl Wessely (1874–1953)

Im Februar 1913 übernahm Carl Wessely den Lehrstuhl und die Leitung der Würzburger Augenklinik. Er hatte dort bereits im Jahr 1902 fünf Monate als Volontärarzt bei Hess gearbeitet. Danach hatte er sich zunächst in seiner Geburtsstadt Berlin niedergelassen und dort für fünf Jahre eine augenärztliche Privatpraxis und eine eigene Poliklinik unterhalten. Daneben arbeitete er wissenschaftlich am physiologischen Institut der Berliner Universität bei Engelmann.[160] Die Ergebnisse seiner Studien waren so überzeugend, dass er von verschiedenen Ordinarien zu einer akademischen Karriere ermuntert wurde.[161]

1907 kehrte er nach Würzburg zurück. Schon im Februar 1908 hielt er seine Probevorlesung und wurde im April 1908 als Privatdozent in die Medizinische Fakultät der Universität Würzburg aufgenommen. Das Thema seiner Habilitationsschrift lautete: „Experimentelle Untersuchungen über den Augendruck sowie über qualitative und quantitative Beeinflussung des intraokularen Flüssigkeitswechsels". Hess begutachtete diese Arbeit und kam zu dem Urteil: „Die sehr gute Arbeit entspricht nach meiner Meinung vollständig den an sie zu stellenden Anforderungen." In den 4 Monaten nach seiner Rückkehr an die Würzburger Universität kann Wessely unmöglich die seiner Habilitationsarbeit zu Grunde liegenden Untersuchungen vorgenommen und die Arbeit geschrieben haben. Hess schreibt denn auch in seinem Gutachten: „Wessely bringt in seiner sehr gründlichen Arbeit die Ergebnisse mehrjähriger mühsamer Untersuchungen über das schwierige Gebiet des Augendrucks und des Flüssigkeits-Wechsels im Auge." Dabei wandte er eigene Methoden auf einem damals noch größtenteils von widersprüchlichen Auffassungen geprägten Spezialgebiet an.

Die Ergebnisse von Wesselys Untersuchungen waren sowohl von wissenschaftlichem Interesse als auch von praktischem Nutzen. „Für die Frage nach der Wirkung subkonjunktivaler Kochsalz-Injektionen, der Halssympathikus-Durchschneidung, der Stauung am Auge u.s.w. bringen die Untersuchungen Wessely's eine Reihe wertvoller neuer Gesichtspunkte".

Auch die Probevorlesung über „Ernährung und Stoffwechsel des Auges" verlief nach Hess' Urteil gekonnt: „Der Vortrag war glatt und fließend und zeugte von guter Beherrschung des Stoffes. Die recht verwickelte Materie wurde in anschaulicher und fesselnder Weise vorgetragen".

Wessely erklomm rasch die universitäre Karriereleiter. Zwei Jahre später lehnte Hess einen Ruf nach Heidelberg ab und äußerte in den Bleibeverhandlungen den Wunsch, man solle Wessely zum außerordentlichen Professor ernennen: „Sachlich ist dies motiviert durch den Wunsch bei Abwesenheit des Chefs einen Professor als Vertreter in der Augenklinik zu haben, persönlich durch die ungewöhnliche reiche und erfolgreiche Tätigkeit des Herrn Dr. Wessely, der seit 12 Jahren litterarisch und praktisch tätig ist, wenn er sich auch erst vor 2 1/2 Jahren habilitierte." Die Fakultät unterstützte den Wunsch von Hess. Im Juli 1910 wurde Wessely wurde „für die Dauer seiner Wirksamkeit als Privatdozent im bayerischen Hochschuldienste" der Titel und Rang eines außerordentlichen Professors zuerkannt.

Als Hess schließlich im September 1912 nach München berufen wurde, beantragte die Fakultät, Wessely mit der Vertretung des Lehrstuhls, Hofmeier dagegen mit der vertretungsweisen Leitung der Klinik zu betrauen. Die Bewilligung des Ministeriums „nach Antrag" sah dann jedoch für beide Posten Wessely vor. Auf der Berufungsliste der Fakultät fand sich Wessely freilich zunächst zusammen mit Arthur Birch-Hirschfeld aus Leipzig auf der dritten Stelle.[162] Der erstplazierte Ernst Hertel hatte sich jedoch gegen die Zusage einer Gehaltserhöhung verpflichtet, an der Straßburger Universität zu bleiben und konnte nicht wechseln. Bielschowsky kam offenbar aus heute unbekannten Gründen ebenfalls nicht in Frage. Die Fakultät wurde daher vom Ministerium aufgefordert, sich zwischen Birch-Hirschfeld und Wessely zu entscheiden oder weiter Vorschläge zu unterbreiten. Die Fakultät schlug darauf Wessely als Nachfolger vor.[163] Es war die am Lehrstuhl für Augenheilkunde der Universität Würzburg erste und – bisher – einzige Hausberufung.

Wessely stand der Würzburger Augenklinik elf Jahre lang vor, bis er nach dem Tode von Hess im Oktober 1924 einem Ruf an die Universität München folgte.[164] „Er galt schon in seiner Würzburger Zeit als einer der ersten Ophthalmologen Deutschlands".[165] Als Klinikleiter war er allerdings, zumindest in München, auch Gegenstand heftiger Kritik. Er soll sich die meisten Operationen selbst vorbehalten haben und den ihm unterstellten Ärzten damit unzureichende Möglichkeiten geboten haben, ihre operativen Fertigkeiten zu schulen und weiter zu vervollkommnen.[166] Aber auch nach seinem Weggang aus Würzburg hatte Wessely noch wesentlichen Einfluss auf die Besetzung des Würzburger Lehrstuhls.

Franz Schieck (1871–1946)

Schieck wurde Nachfolger Wesselys. Er war am 14. August 1871 in Dresden geboren und 1895 in Heidelberg promoviert worden. Seit 1897 war er Schüler von Arthur von Hippel in Halle. Er erklomm schnell die Karriereleiter: 1906 a. o. Professor in Göttingen, 1912 Ordinarius in Königsberg und 1914 in Halle. Schieck verstarb am 25. Januar 1946 in Lindelbach bei Würzburg.[167]

Wesselys Wechsel nach München war noch nicht amtlich, da lag bereits dem Ministerium in München ein Wiederbesetzungsvorschlag der Fakultät vom 22. Juli 1924 vor, der mit einem Begleitschreiben vom 9. August 1924 des Universitäts-Senats es versehen war. Primo loco stand Geheimrat Schieck aus Halle. Als Forscher, so hieß es in der Begründung, befasse er sich hauptsächlich mit der Tuberkulose-Infektion des Auges sowie der pathologischen Anatomie der Stauungspapille. Die hieraus entstandenen Publikationen seien von „grundlegender Bedeutung" und ernteten viel Anerkennung. Seine Arbeiten über die Retinitis, in denen er „die Volhard'schen Ansichten über Nierenkrankheiten auf das Auge übertrug", wurden nicht einhellig akzeptiert, galten aber als „interessant und anregend". Schieck sei ein „ausgezeichneter Lehrer" und „vorzüglicher Redner". Als Vorsitzender bei verschiedenen Hochschulkonferenzen habe er sich auch als sehr guter Moderator bewährt. Er sei „ein sehr guter Operateur" und habe eine ausgedehnte Privatpraxis. Auch seine organisatorischen Fähigkeiten überzeugten.[168]

Der Wiederbesetzungsvorschlag der medizinischen Fakultät war mit einem Referat vom 28. Juli 1924 bei den ordentlichen Professoren des Senats der Würzburger Universität in Umlauf gegeben worden. Der Referent zweifelte die wissenschaftlichen Fähigkeiten der Vorgeschlagenen nicht an, allerdings schienen ihm „fast bei jedem gewisse Bedenken zu bestehen". Schieck sei jedoch schon 53 Jahre alt und habe somit „vielleicht doch schon die Höhe seines akademischen Wirkens erreicht und wird möglicherweise schwere Bedingungen stellen, um den Ruf nach Würzburg anzunehmen, deren Erfüllung an der Finanznot des Staates scheitern könnte." Der zweitplazierte Loehlein sei gerade im Begriff nach Jena umzuziehen, wo er die Klinik übernehmen sollte. Dem akademischen Brauch zufolge, seien „so kurz Berufene nicht erneut wieder zu berufen." Der gemeinsam mit Loehlein auf dem zweiten Platz genannte Bartels aus Dortmund sei „schon Jahre lang aus der Lehrtätigkeit ausgeschieden". Der drittplazierte Szily schließlich werde zwar „hinsichtlich seiner wissenschaftlichen Leistungen mit höheren Prädikaten gelobt als jeder andere." Die Fakultät habe aber starke Bedenken gegen ihn, da er geborener Ungar sei, obschon er seit 20 Jahren in Deutschland sei und auch den Weltkrieg [1914/18] auf deutscher Seite mitgemacht habe.

Die Verhandlungen mit Schieck verliefen positiv. Das Staatsministerium rechnete mit seinem Dienstantritt zum 1. April 1925. Für das Interim wollte Schieck seinen Oberarzt, den außerordentlichen Professor Wilhelm Clausen abstellen.[169] Diese Vertretung durch einen auswärtigen Mediziner mag vielleicht etwas überraschen, aber nach dem Tod von Prof. Köllner war kein Dozent mehr in Würzburg, der diese Aufgabe hätte übernehmen können,[170] und das Staatsministerium für Unterricht und Kultus handelte entsprechend.[171] Schieck war zu jener Zeit als Ordinarius für Augenheilkunde an der Vereinigten Friedrichs-Universität Halle-Wittenberg tätig und am 1. Mai 1924 zu deren Rektor gewählt worden. Der beabsichtigte Wechsel Schiecks nach Würzburg dürfte nicht nur die Hallenser Medizinische Fakultät, sondern die ganze Universität in Aufruhr versetzt haben, und der seltene Fall einer Berufung des amtierenden Rektors an eine andere Universität wurde so zur peinlichen Situation. Schieck widerstand allen Versuchen, ihn zum Bleiben in Halle zu bewegen und folgte dem Ruf aus Bayern. Dem Hallenser Universitätskurator teilte er mit: „Der Genius loci Würzburgs und Frankens sind so mächtige Lockungen, daß ich auf ein nachsichtiges Verstehen rechne, wenn ich den in überaus ehrenvolle Form gekleideten Ruf angenommen habe".

Das Zwischenspiel von Clausen in Würzburg dürfte hauptsächlich zwei Gründe gehabt haben: Schieck konnte noch seine Amtsgeschäfte als Rektor und Ordinarius geordnet zu Ende bringen und Clausen konnte als Nachfolger Schiecks von Würzburg nach Halle berufen werden.[172] Das Problem einer Hausberufung in Halle wurde so elegant umgangen.

Im März 1936 informierte das Rektorat der Universität Würzburg das Bayerische Staatsministerium für Unterricht und Kultus über die am 14. August 1936 be-

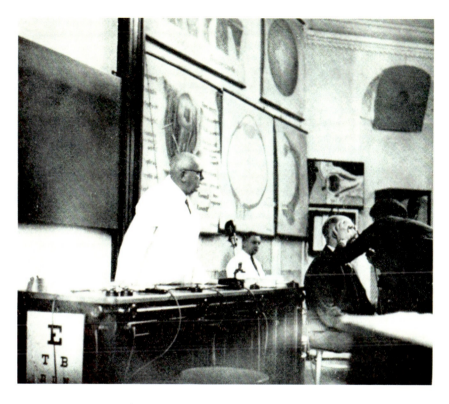

Abb. IV.9: Franz Julius Schieck

vorstehende Vollendung des 65. Lebensjahres von Schieck. In einem weiteren Schreiben wurde der Wunsch geäußert, „Schieck auf weitere 3 Jahre in seiner Professur zu belassen." Dieser Wunsch war identisch mit dem von der Medizinischen Fakultät, der Dozentenschaft, der Gaudozentenbundsführer und der Studentenschaft. Doch wurde Schieck „kraft Gesetzes mit Ende September 1936" emeritiert und gleichzeitig „zunächst für das Winterhalbjahr 1936/37" mit der kommissarischen Leitung des Lehrstuhls und der Klinik betraut.[173] Diese Entscheidung war in Berlin gefallen, das Bayerische Staatsministerium fungierte lediglich als Übermittler.

Arnold Passow (1888–1966)

Nachfolger Schiecks als Ordinarius wurde Ernst-Arnold Passow, geboren am 17. Oktober 1888 in Gotha und gestorben am 24. März 1966 in Herrsching am Ammersee. Seit 1917 war er Assistent

IV. Die Universitäts-Augenklinik bis 1945

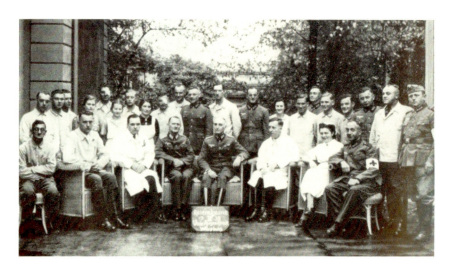

Abb. IV.10: Arnold Passow (in der Mitte des Bildes)

an der Münchener Augenklinik unter von Hess und später unter Wessely, 1923 hatte er sich in München habilitiert.[174] Die Regelung der Nachfolge Schiecks sollte jedoch zu einer heftigen Auseinandersetzung zwischen der Würzburger Universität und den staatlichen Stellen in München und Berlin führen. Am 3. August 1937 übermittelte der Rektor den Wiederbesetzungsvorschlag der medizinischen Fakultät vom 9. Juli 1937 an das Bayerische Staatsministerium. Er nannte in alphabetischer Reihenfolge die folgenden Namen:

1. Comberg Wilhelm, o. Professor in Rostock
2. Kyrieleis Werner, n.b.a.o. Professor in Hamburg
3. Riehm Wolfgang, o. Professor in Gießen.

Dabei bevorzugte man Riehm, der schon unter Schieck an der Würzburger Augenklinik gearbeitet hatte und daher die Würzburger Verhältnisse genauestens kannte. Für den Fall, dass die Stelle bis zum Wintersemester nicht wieder besetzt war, schlug der Rektor den Dozenten Erich Zeiß für die Vertretung der Professur vor.[175] Doch da brachte sich Arnold Passow ins Spiel. In einem Brief an den zuständigen bayerischen Minister wies er darauf hin, dass er seit über 20 Jahren an der Universitäts-Augenklinik in München tätig und seit zwei Jahren stellvertretender Vorstand sei. Seine Verdienste unterstrich er mit folgenden Worten: „Während dieser Zeit habe ich die früher unter Wessely's Leitung stehende Klinik in nationalsozialistischem Sinne gestaltet, so dass wir Ärzte, Beamte, Angestellte und Schwestern heute eine eng verbundene Betriebsgemeinschaft bilden. Zwei meiner jungverheirateten Assistenten habe ich soweit gefördert, dass sie sich habilitieren können, wenn ich endgültig Vorstand der Klinik werde."[176]

Nach Wesselys NS-bedingtem Tätigkeitsverbot als Ordinarius[177] standen in München gemäß der etwa ein Jahr zuvor aufgestellten Vorschlagsliste als kompetente Bewerber zur Verfügung: Löhlein, Berlin; Engelking, Heidelberg; Meisner, Köln und Passow, München. Passow zufolge hatte Löhlein, abgelehnt und Engelking sei „schwerkrank" und komme nicht in Frage;[178] er erholte sich später wieder soweit, dass er nach dem Kriege der Probeoperation Reichlings beiwohnen konnte. Nun stand Meisner für München bereit, während Passow einen Ruf „an eine gleichzeitig freiwerdende Klinik in Preussen, wahrscheinlich Köln" erhalten sollte.

Passow stellte in seinem Schreiben seine eigenen Verdienste dar, sah die Berufung Meisners als keinen Gewinn für München an und warb für seine weitere Verwendung in München.[179]

Nun wurde vom Ministerium für Unterricht und Kultus die Würzburger Universität aufgefordert, einen Wiederbesetzungsvorschlag der o. Professur für Augenheilkunde für Würzburg zu unterbreiten und dabei Passow zu berücksichtigen, der „als Forscher, Kliniker und Lehrer für besonders geeignet für die o. Professur an der Universität Würzburg" erschien. Dieses Schreiben enthielt die Bemerkung: „Auf Weisung des Herrn Staatssekretärs".[181] Der Rektor der Universität Würzburg gab die Aufforderung noch am gleichen Tag an den Dekan der Medizinischen Fakultät weiter. Aufgrund ferienbedingter Abwesenheit einer Reihe von Mitgliedern der Fakultät konnte – oder wollte – der Dekan seinen Vorschlag dem Rektor erst am 18. Oktober 1937 überreichen. Zu diesem Vorschlag bemerkte der Rektor gegenüber dem Ministerium: „Sofort nach Durchlesen des Berichtes eröffnete ich dem Dekan, dass ich das bloße Festhalten an der früheren Liste nicht als die vom Staatsministerium einverlangte „Würdigung" Professor Passow's anerkennen könne und forderte ihn zu einer Ergänzung des Berichtes nach dieser Richtung auf. ... Ich selbst trete im Einvernehmen mit dem Leiter der Dozentenschaft durchaus der Auffassung der medizinischen Fakul-

In nationalsozialistischen Gewässern: Arnold Passow (1938–1945)

So manchem überzeugten Vertreter der nationalsozialistischen Ideologie gelang es in den Entnazifizierungsverfahren nach dem Zweiten Weltkrieg, die eigene Weste rein zu waschen. Doch das Urteil der Gerolzhofener Spruchkammer über den Würzburger Ordinarius Arnold Passow war von ungewöhnlicher Eindeutigkeit. Passow, so hieß es in der Begründung für dessen Entlastung, habe die Spruchkammer davon überzeugen können, dass er niemals mit dem Ideengut des Nationalsozialismus und den Maßnahmen des Dritten Reiches einverstanden gewesen sei. Ja, eine Reihe von Zeugen hätten Handlungen Passows beschrieben, die die Kammer „unbedingt als aktiven Widerstand" habe anerkennen müssen. So habe er jahrelang vor Hunderten Studenten gegen das Sterilisationsgesetz Stellung bezogen. Aus der Erkenntnis heraus, „dass der ganze Krieg ein Unsinn und schon längst verloren" sei, habe er Soldaten geholfen, dem Frontdienst zu entkommen, und wegen defätistischer Äußerungen denunzierte Soldaten grundsätzlich nicht weitergemeldet. Zwei Frauen habe er vor der sicheren Todesstrafe, die Jüdin Reich vor dem KZ gerettet. In Parteikreisen sei er nicht gut 'angeschrieben' gewesen, und der Würzburger Kreisleiter Dr. Wahl habe ihn sogar wegen Wehrkraftzersetzung belangen wollen. Als der so Entlastete anschließend versuchte, seinen Professorenstatus wiederzuerlangen, setzte sich zudem kein Geringerer als der Würzburger Bischof Mathias Ehrenfried für ihn ein: „Seiner Vermittlung verdanken wir es, daß im Kriege die Klöster und Anstalten nicht völlig beschlagnahmt wurden, sondern so viel Raum behielten, als sie zur Wohnung und zur Aufrechterhaltung ihres Betriebes benötigten. Mutig verteidigte Professor Dr. Arnold Passow die Rechte des Juliusspitalpfarrers Krönert, als die Partei des Nationalsozialismus ihn ohne weiteres aus dem Juliusspital hinauswarf." Doch an der Würzburger Universität stieß das Urteil der Spruchkammer auf „ziemliche Animosität", wie der dortige Rektor berichtete. Der Bischof hätte sich da besser nicht eingemischt, fügte er hinzu, „da weite katholische Kreise der Ansicht sind, er habe sich mit nicht gerade glücklicher Hand bisher schon zu vieler ähnlicher Fälle angenommen." Hatte die Spruchkammer ein Fehlurteil gefällt? Oder nahm die Fakultät späte Rache dafür, dass ihr Passow bei seiner Berufung von höchster Stelle aufoktroyiert worden war, obwohl es Zweifel an seiner operativen Fähigkeiten gab und er nicht einmal auf der Berufungsliste stand? Bislang - eingehendere Forschungen unter Einschluss der Berliner Akten stehen noch aus - lässt sich die Frage nicht befriedigend beantworten und wird womöglich nie zu beantworten sein.

Unbestritten ist, dass sich der bis dahin deutschnational gesonnene Passow mehreren nationalsozialistischen Organisationen anschloss und dies keineswegs zögerlich, wie ein handschriftlich von ihm selbstverfasster Lebenslauf und seine Anzeige „über Zugehörigkeit und Tätigkeit in der NSDAP., ihren Gliederungen, angeschlossenen Verbänden in dem NSFK, im Reichsluftschutzbund usw." aus dem Jahr 1938 zeigen. Dem Nationalsozialistischen Kraftfahrerkorps trat er nach eigenen Angaben schon im September 1933 bei und brachte es zum hohen Rang eines Standartenarztes.

Die Organisation war überwiegend praktisch orientiert, organisierte Verkehrserziehung und leistete Pannenhilfe, hatte aber enge Verbindungen zur SA und folgte der nationalsozialistischen Rasseideologie. Im Januar 1937 trat er in die Nationalsozialistische Volkswohlfahrt ein, eine Massenorganisation, die Fürsorgeaufgaben übernahm, in Konkurrenz zu kirchlichen Einrichtungen Kindergärten unterhielt und später auch Mütterheime und Kinderlandverschickungen organisierte. Im Mai 1937, in jener Zeit also als in Würzburg die Wiederbesetzung von Schiecks Lehrstuhl anstand, wurde er mit der Mitgliedsnummer 3995375 in die NSDAP aufgenommen. Seit 1941 war er auch Mitglied im Nationalsozialistischen Dozentenbund. Dass er „niemals" mit dem Ideengut des Nationalsozialismus einverstanden gewesen sei, wie ihm die Spruchkammer bestätigte, scheint in diesem Lichte, vorsichtig formuliert, unwahrscheinlich. Das schließt freilich nicht aus, dass er aus opportunistischen Gründen handelte und später womöglich auf Distanz zum Regime ging. Schon die Gutachten, die man 1936, offenbar im Zuge der Wiederbesetzung des Münchener Lehrstuhls, einholte, blieben zwiespältig. In einem Gutachten der Münchener NS-Dozentenschaft hieß es zwar, dass vor allem „weltanschauliche und rassische Momente" ein maßgeblicher Grund für das schlechte Verhältnis zwischen Passow und dem Münchner Ordinarius Wessely gewesen seien: „Das jüdische Benehmen Wesselys und die Bevorzugung jüdischer Assistenten lehnte Passow entschieden ab." Doch gestand der Verfasser des Votums ein, dass dies nur seine persönliche Mutmaßung war. Die Studentenschaft bezweifelte dagegen Passows politische Zuverlässigkeit. Man sei sich nicht sicher, ob Passow die nationalsozialistische Gesinnung so weit aufgenommen habe, dass er auch jederzeit nach dieser handeln würde. Nach 1945 stand Passow bei manchen Zeitgenossen allerdings in dem Ruf, dass er sehr wohl „während des Dritten Reiches diesem sehr positiv gegenüber gestanden habe", wie Max Meyer, der Würzburger Ordinarius für Hals-Nasen-Ohrenheilkunde, dem Ministerium 1948 berichtete.

Meyer, der Passow grundsätzlich wohl gesonnen war, deutete zuglcich den möglicherweise entscheidenden Grund für die Animosität der Fakultät an, Passows Briefe an den Minister Wagner nämlich, mit denen sich Passow 1937 für seine Würzburger Professur ins Spiel gebracht haben soll und die die Spruchkammer nicht kannte. Dass man in Berlin entschieden Druck zugunsten Passows machte und die Widerstände an der Würzburger Universität einfach ignorierte und dass sich auch der Bürgermeister der „Hauptstadt der Bewegung", Reichsleiter Fiehler, für ihn einsetzte, lässt zudem vermuten, dass Passow gute Beziehungen zu weiteren einflussreichen Fürsprechern hatte und diese zu nutzen verstand. Er war damals bereits 51 Jahre alt, und es war wohl seine letzte Chance, doch noch einen Lehrstuhl zu erlangen, nachdem ihm, wie auch ein Brief Franz Schiecks bestätigt, die scheinbar sichere Nachfolge auf dem Münchner Lehrstuhl, aufgrund von Druck aus Berlin versagt geblieben war.[180]

Michael Stolberg

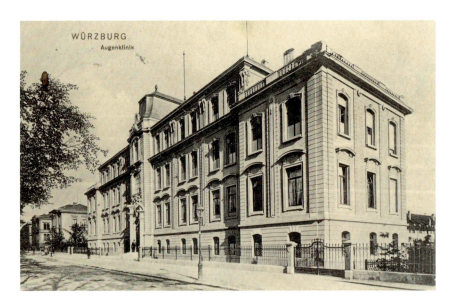

Abb. IV.11: Augenklinik am Röntgenring

tät und des Fachvertreters bei." Auch Schieck sollte sich nach den Ausführungen des Rektors auf seine Veranlassung hin über Passow und Riehm äußern.¹⁸² Die Fakultät samt Rektor zeigte sich somit, je nach Sichtweise, dreist oder souverän. Am 18. Oktober 1937 teilte die Medizinische Fakultät dem Rektorat mit, dass sie „nach nochmaliger Prüfung der anläßlich der Wiederbesetzung der Professur für Augenheilkunde eingegangenen Gutachten nicht in der Lage [ist,] ihre erste Vorschlagsliste zu ändern. Aus dem Gutachten geht hervor, dass unter den für die Nachfolge Prof. Schiecks in Betracht kommenden Professoren die drei vorgeschlagenen Herren, aber insbesondere Professor Riehm an erster Stelle stehen. Die Medizinische Fakultät kann sich deshalb nicht entschließen nachträglich Herrn Prof. Passow in ihre Liste aufzunehmen."¹⁸³

Auch Schieck hatte am gleichen Tag in einem Schreiben an den Rektor eindeutig Riehm favorisiert. Seine wenige Tage zuvor geäußerte Bereitschaft, Passow als Nachfolger zu akzeptieren, erklärte er als Folge einer Fehlinformation durch das Ministerium, das ihn in den Glauben versetzt hatte, es seien bereits vollendete Tatsachen geschaffen: „Jn München ist mir am 14. Oktober im Ministerium erklärt worden, dass die Absicht bestehe, Passow nach Würzburg zu berufen. Es wäre die Zustimmung der Fakultät erwünscht, aber auch ohne diese wäre diese Lösung der Frage eine Notwendigkeit, die vor Allem auch von Berlin aus (Professor Groh) gewünscht würde. Unter diesen Umständen konnte ich gar nicht anders als erklären, dass ich die Klinik Herrn Prof. Passow gern übergeben würde. Hätte ich gewusst, dass Berlin an der Berufung Riehms festhält und die Berufung von Passow nicht billigt und hätte man mich gefragt, ob Riehm oder Passow vorzuziehen sei, so hätte ich mich unbedingt wie oben [zu Gunsten Riehms] geäussert."¹⁸⁴

Einen Tag später, am 19. Oktober 1937 übersandte die Medizinische Fakultät dem Rektor die Abschriften der über Passow eingegangenen Gutachten. Diese kämen, wie man begleitend schrieb, zu dem Schluss, dass „Riehm als Wissenschaftler, Lehrer und Operateur zweifellos überragend sei. Riehm wurde wiederholt an erster Stelle als der geeignetste Nachfolger für Geheimrat Schieck bezeichnet, während Passow nur in einem Teil der 28 angeforderten Gutachten neben anderen genannt wurde." Man sei überzeugt, dass „Herr Prof. Passow für einen kleineren Wirkungskreis (etwa als

Nachfolger Riehms in Gießen) vorerst geeigneter erscheinen würde."[185] Dennoch wurde Passow vom Reichs- und Preußischen Minister für Wissenschaft, Erziehung und Volksbildung in Berlin zum 1. November 1937 vertretungsweise mit der Professur für Augenheilkunde an der Würzburger Universität betraut.[186]

Selbst die NSDAP, Gauleitung Mainfranken, vertreten durch den Dozentenschaftsleiter/Gaudozentenbundführer wollte keine ständige Besetzung des Lehrstuhls in Würzburg mit Passow und trat in einem Schreiben vom 5. Februar 1938 „wärmstens für eine Unterbringung Passow's an einer anderen Universität ein."[187] Auch die Fakultät blieb unerbittlich und hielt in einem Schreiben vom gleichen Tage an Riehm fest.

Mit Schreiben vom 24. Februar 1938 des Staatssekretärs des Bayerischen Staatsministeriums des Innern wurde u. a. an das Kultusministerium ein Schreiben Passows überreicht, dass der Staatsminister mit dem Vermerk versehen hatte: „Was ist das für ein merkwürdiger Fall? Ich habe den Eindruck, daß dem Prof. Passow, jetzt Würzburg, Unrecht geschieht. Schleunigst regeln!" Dem Kultusministerium wurde dann am 7. März 1938 vom Bayerischen Staatsministerium des Innern ein „Wunsch" des Staatsministers übermittelt: „Ich habe eine Anfrage gestellt wegen des Leiters der Universitätsaugenklinik Würzburg (früher in München)[.] Wie steht die Sache? Ich wünsche, dass der Mann endgültig in Würzburg bleibt."[188]

Und so kam es. Aus einem Schreiben des Rektorats an den Reichsdozentenführer vom 22. März 1938 wird deutlich, dass die Ernennung Passows durchgesickert war und „man sich in Würzburg ja inzwischen mit Passow abgefunden habe". Laut Antwort des Reichsdozentenbundsführers des NSD-Dozentenbundes an den Rektor der Universität Würzburg vom 30. März 1938 war die Berufung Passows eine ministerielle Entscheidung und von ihm nicht forciert worden.

Am 28. Juli 1938 wurde Arnold Passow vom „Führer und Reichskanzler" zum „ordentlichen Professor" ernannt und mit Verfügung des Reichs- und Preußischen Ministers für Wissenschaft, Erziehung und Volksbildung vom 10. August 1938 mit Wirkung zum 1. Juni 1938 zum Nachfolger Schiecks als Ordinarius für Augenheilkunde und Direktor der Augenklinik und Poliklinik der Würzburger Universität berufen.[189]

Passow war wissenschaftlich produktiv. Er verfasste zahlreiche wissenschaftliche Arbeiten „über die Entstehung und

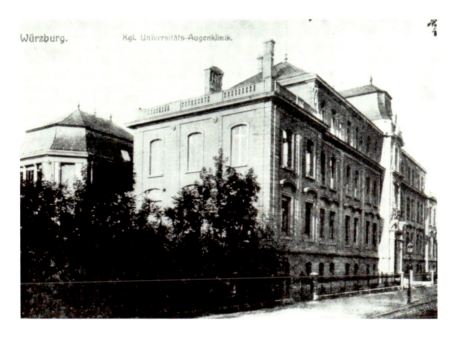

Abb. IV.12: Augenklinik am Röntgenring

Behandlung des Glaukoms, die Anwendung strahlender Eingriffe am Auge, die Vererbung von Augenanomalien (z. B. der Passow'sche Symptomenkomplex = Horner-Syndrom und Heterochromie), die Passow'sche Frühoperation bei Verätzungen und Verbrennungen des Auges und der Passow'sche Elektrokauter zur Behandlung des Herpes corneae und des Ulcus serpens".[190]

Nach dem Kriege wurde Passow auf Weisung der Militärregierung mit Wirkung vom 26. Juli 1945 seines Postens wegen Zugehörigkeit zur NSDAP enthoben. Im Rahmen des Entnazifizierungsverfahrens wurde Passow aber durch ein Urteil der Spruchkammer Gerolzhofen entlastet (vgl. das Schlaglicht zu Arnold Passow).

Dabei konnte die Kammer davon überzeugt werden, dass Passow „niemals mit dem Ideengut des Nationalsozialismus und den Maßnahmen des 3. Reiches einverstanden war." Im Rahmen von Vorlesungen während der Jahre 1937 bis 1944 habe er sich vor hunderten von Studenten gegen das Sterilisationsgesetz gewandt. Defätistische Äußerungen verwundeter Soldaten meldete er nicht weiter und ein Kronzeuge bestätigte in diesem Zusammenhang Passows Äußerung „Ich tue es nicht, selbst wenn es meinen eigenen Kopf kosten sollte." Die Kammer sah es auch als Passows Verdienst an, dass „die Baronin von Crailsheim und Frau Löwenberg vor der sicheren Todesstrafe und die Jüdin Reich vom Schicksal der KZ-Inhaftierung gerettet werden konnten."[191]

Bereits am 9. April 1945 war Passow in Kaltenhausen in amerikanische Kriegsgefangenschaft geraten, aus der er erst am 11. Mai 1946 entlassen wurde.[192] Passow begehrte nach seiner Entlastung am 30. Dezember 1946 die Wiedereinstellung als Ordinarius und fügte als zusätzliche Beweise seiner Rehabilitierung noch günstige Äußerungen des Bischofs von Würzburg, des Provinzials des Augustinerklosters und des Direktors von Kloster Himmelspforten bei. „Als Entlasteter *sollte* Prof. Passow auf Grund des Gesetzes eigentlich wieder eingestellt werden" – wie das Bayerische Staatsministerium für Unterricht und Kultus dem Rektorat der Würzburger Universität am 17. Oktober 1947 mitteilte.

Aber die Medizinische Fakultät und der Senat standen einer erneuten Einstellung Passows ablehnend gegenüber und ließen am 20. November 1947 gegenüber dem Ministerium verlauten: „Der akademische Senat ist der Meinung, dass unter den gegenwärtigen Verhältnissen die Wiedereinsetzung von Prof. Passow zur Zeit in Würzburg zu einer scharfen Kritik und zu Unzuträglichkeiten führen würde, wofür er die Verantwortung nicht übernehmen möchte, und bittet daher, davon abzusehen." Das war eindeutig – Passow wurde zwar am 6. April 1948 zum ordentlichen Professor an der Universität Würzburg berufen, aber gleichzeitig „wegen nachgewiesener Dienstunfähigkeit in den Ruhestand versetzt."[193]

Frank Krogmann

Otto Seidel (1890–1976) – Augenheilkunde aus der Hausmeisterperspektive

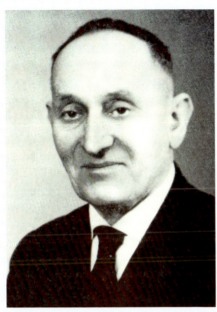

Ordinarien kommen und gehen – der Hausmeister bleibt! Und wenn letzterer die Angewohnheit hat, über Jahrzehnte hinweg akribisch Tagebuch zu führen, kann er – aus ungewohnter Perspektive – zu einem einzigartigen Chronisten seiner Klinik werden.
Ein solcher Glücksfall für die Würzburger Medizingeschichte ist Otto Seidel: Er war zwischen 1913 und 1955 als Hausmeister, Faktotum, Laborassistent und Chauffeur in der Würzburger Universitäts-Augenklinik tätig, in der er seit 1929 auch wohnte. 1901 aus finanziellen Gründen aus der Oberstufe des Gymnasiums ausgetreten, musste Seidel zunächst für seine Familie Geld verdienen. Nach Ablauf seiner Militärzeit bei den Würzburger „Neunern" bot sich ihm schließlich doch noch Gelegenheit, eine anspruchsvolle Tätigkeit aufzunehmen: Carl v. Wessely suchte einen anstelligen Gehilfen für mikroskopische Laborarbeiten, wissenschaftliche Photographien und die Betreuung seiner Tierversuche. Schon bald hatte sich der ortskundige, praktisch veranlagte und loyale Mitarbeiter so unentbehrlich gemacht, dass Wessely seinen im Ersten Weltkrieg einberufenen „lieben Seidel" nach dessen Verwundung schleunigst zurück an seine Klinik zurückverlegen ließ.

Zwei Weltkriege, vier Ordinarien und einen kommissarischen Direktor hat der gebürtige Würzburger in den vier Jahrzehnten seiner Tätigkeit an der Augenklinik miterlebt. Was er tagtäglich in Kalendern, Notizbüchern und auf Krankenaufnahmebögen notierte, gibt Aufschluss über Persönliches, Weltgeschichtliches, Lokalhistorisches, vor allem aber über das Alltagsleben und die wechselhaften Geschicke der Augenklinik am Pleicher-Ring (später Röntgenring). Dabei erweist sich Seidel als wacher und kritischer Beobachter der Ereignisse. Sein Sohn Hermann, der seine Kindheit in der Klinik verbracht hat, hat diese Aufzeichnungen „aus der Perspektive des kleinen Mannes" für diese Festschrift zur Verfügung gestellt.

Zeitungsnachrichten über das Weltgeschehen stehen hier in buntem Nebeneinander mit menschlich anrührenden Nachrichten über das junge Familienglück der Seidels; über Zirkusbesuch, Zeppelin und Zylinderkauf wird in sympathisch bescheidener Weise genau so berichtet wie über Kongressbesuche des Klinikchefs.

Doch liegt gerade darin auch der besondere Wert dieser Aufzeichnungen, da sich für den aufmerksamen Leser aus scheinbar bedeutungslosen Randbemerkungen wichtige Erkenntnisse über den Klinikalltag erschließen lassen, etwa wenn Seidel über seine Chauffeursdienste, seine Tätigkeit als Luftschutzbeauftragter oder über die Besetzung der Klinik durch amerikanische Soldaten berichtet. Auf diese Weise wurde in einem Nebensatz Manches festgehalten, was sonst niemandem erwähnenswert erschien. So erfährt man etwa vom Besuch Bischof Ehrenfrieds in der Klinikkapelle, von Lazarettbetrieb, Kriegsgefangenen und Luftschutzmaßnahmen im Zweiten Weltkrieg, von der alljährlichen Feier des Josefstags zu Ehren Josef Schneiders, von der Beschaffung von Rinderaugen aus der Augenklinik für Operationsversuche, von der Brandnacht des 16. März 1945, der Ausquartierung der Klinik nach Kaltenbrunn und von den Proben des „Reichling-Chores" aus der Nachkriegszeit. Meist knapp, dafür aber regelmäßig hat Seidel über Jahrzehnte hinweg Tagebuch geführt und damit eine durchgängige Quelle zur Geschichte der Würzburger Augenklinik geschaffen, die in der Zusammenschau mit den spärlichen übrigen Quellen - das Vorkriegsarchiv wurde fast vollständig vernichtet - wichtige Erkenntnisse vermitteln kann. Eine detaillierte Untersuchung der für die Augenklinik relevanten Passagen ist in Vorbereitung.[194]

Andreas Mettenleiter

V. Die Zeit nach 1945

Kriegsfolgen und Wiederaufbau

Über die Zustände in der Universitäts-Augenklinik im Jahre 1945 berichtete Heinz Fischer, gestützt auf die Angabe von Zeitzeugen: „Beim großen Luftangriff am 16. 3. 1945 bleibt die Augenklinik fast verschont. Dr. med. Konrad Behringer, der Hausmeister Otto Seidel und die Schwestern erleben ihn zusammen mit einigen Patienten, meist Soldaten, im Keller der Klinik. Die dicken Klinikmauern haben damals gewankt. Da Herr Seidel für Wasservorräte gesorgt hat, können einige Zimmerbrände leicht gelöscht werden. Sonst entstehen nur Dach- und Fensterschäden. In den folgenden Tagen herrscht Gefahr um die Klinik herum, da immer noch Sprengkörper explodieren.

Etwa eine Woche nach dem Angriff, als vermehrt deutsche Soldaten einquartiert werden, bringt Passow Patienten, Ärzte und Schwestern in der Brauerei in Kaltenhausen unter. Militärautos helfen beim Transport. Die Bibliothek ist schon vorher im Pfarrhaus zu Lengfeld untergebracht worden. Das gesamte Archiv kann nicht ausgelagert werden. Es sind etwa 20 Patienten, meist Soldaten, die in Kaltenhausen betreut werden. Oft waren es sehr primitive Umstände unter denen man sich helfen mußte', erzählt Schwester Arestina, die seit 1924 im Haus arbeitet. – Die Ambulanz der Augenklinik ist damals im Luitpoldkrankenhaus untergebracht.

Mitte April 1945 ist viel geplündert und zerschlagen. Kurz darauf, am 18. 4. wird bis Mitte Oktober des Jahres das amerikanische ‚First Military Railway Service; Headquarters 750th Railway Operation Battalion' einquartiert. In der Klinik kann Herr Seidel, der für die Heizung bleiben durfte, oft das Ärgste verhüten. Manches rettet er so vor endgültiger Vernichtung. Der Heizungsraum, wo er sich aufhält, ist oft ein Stapelplatz für Lebensmittel und Verbandstoffe, die er auf irgendeinem Weg zu den Schwestern nach Kaltenhausen schickt. Leider wird zu dieser Zeit vieles, was sich noch an Akten und Berichten im Hause befindet, verbrannt oder auf Lastautos mit unbekanntem Ziel weggefahren. Von August bis Oktober sind Schwestern und Patienten noch vorübergehend unter Leitung von Frau Dr. Lehmann von Kaltenhausen in das Schloß nach Wiesentheid umgesiedelt."[195]

Noch unter amerikanischer Besatzung kehrten die Schwestern in das Klinikgebäude zurück. Bereits am 10. Dezember 1945 stand das Erdgeschoss mit der Ambulanzabteilung und den Untersuchungsräumen zur Verfügung. Die weiteren Räumlichkeiten wurden sukzessive wieder hergestellt. Am 1. April 1946 war der gesamte Klinikbereich bis zum Dachgeschoss betriebsfertig, nach einem weiteren Monat auch der Hörsaal.[196]

Kommissarischer Leiter der Klinik war zu dieser Zeit Leo Burlein.[197] Er war vom Mai 1939 bis Mai 1940 in der Augenklinik Würzburg als Volontärassistent tätig gewesen und kehrte nach seinem Einsatz bei der Wehrmacht am 16. Mai 1945 an die Klinik zurück und bald darauf als wissenschaftlicher Assistent eingruppiert. Einer Notiz des Rektorats der Universität vom 21. November war er damals der einzige ausgebildete Facharzt der Klinik. Im Juli 1947 wurde jedoch seitens des Bayerischen Staatsministeriums für Unterricht und Kultus dem Antrag auf seine Wiederverwendung nicht stattgegeben. In seiner Personalakte findet sich keine Bestallung als kommissarischer Leiter, was wohl im Nachkriegschaos begründet liegen dürfte.[198]

Am 2. Januar 1947 bewarb sich Josef Scharf um eine Assistentenstelle an der Augenklinik. Der Vertreter der Medizinischen Fakultät erwähnte in diesem Zusammenhang, dass damals in der Augenklinik von normalerweise zehn nur drei Ärzte tätig gewesen seien und daher ein weiterer wissenschaftlicher Assistent dringend benötigt worden sei. Mit Schreiben vom 28. Januar 1947 wurde Josef Scharf, nachdem dieser am 20. Januar 1947 vom Bayerischen Staatsminister für Unterricht und Kultus zunächst für die Dauer von zwei Semestern einen besoldeten sechsstündigen Lehrauftrag für das Fach der Augenheilkunde erhalten hatte, vom Rektor der Universität auch mit der kommissarischen Leitung der Augenklinik betraut.[199] Scharf äußerte sich später über die damaligen Zustände wie folgt: „Zu Beginn seiner Würzburger Zeit, so berichtet Prof. Scharf, lag der klinische Betrieb fast vollkommen darnieder. Es wurde nur wenig operiert. Die Arbeit der Assistenten beschränkte sich vorwiegend auf die Versorgung konservativer Fälle und auf die Erledigung der Ambulanz.

Das Op-Buch der Würzburger Augenklinik vom Frühjahr 1945 – Ein „Tagebuch" der besonderen Art

Am Freitag den 16. März 1945, in den letzten Wochen des 2. Weltkrieges, wurde Würzburg in der Zeit von 21.25 Uhr bis 21.42 Uhr Ziel eines groß angelegten Flächenbombardements durch die alliierten Streitkräfte. Zuvor war bereits die strategisch bedeutsame Eisenbahnlinie gezielt zerstört worden. Die Dächer der Altstadt wurden zunächst von Sprengbomben abgedeckt, Fenster und Türen herausgerissen, um so die Wirkung der nachfolgenden 300.000 Brandbomben zu erhöhen. Innerhalb kürzester Zeit entstand ein großflächiger Feuersturm mit Temperaturen bis zu 2000° C, der noch in über 200 km Entfernung sichtbar war. Etwa 5000 Würzburger haben den Angriff nicht überlebt. Augenzeugenberichten zu Folge kam es zu zahlreichen Augenverletzungen durch herumfliegende Splitter. Der Zerstörungsgrad der Innenstadt betrug 90 Prozent, in den Randbezirken „nur" 68 Prozent. Damit wurde Würzburg am 16. März 1945 zu einem noch höheren Anteil als 4 Wochen zuvor Dresden betroffen. Zu den zerstörten Baudenkmälern gehörten u. a. der Dom und Teile der Würzburger Residenz. Die Würzburger Augenklinik blieb jedoch - Dach und Fenster ausgenommen - unversehrt. Größere Brandschäden konnten dank der Vorsorge des Hausmeisters Seidel verhindert werden. So bleibt auch das Op-Buch der Klinik aus diesem Jahr erhalten.
Bereits vor dem Angriff waren ca. 20.000 Verwundete in den Krankenhäusern und Lazaretten der Stadt untergebracht. Die Augenklinik war hierbei vor allem mit der chirurgischen Versorgung von perforierenden Augenverletzungen beteiligt. Der Angriff brachte die Operationstätigkeiten zunächst für zwei Tage vollständig zum Erliegen. Danach wurden am 19. März noch zwei weibliche Opfer mit perforierenden Augenverletzungen versorgt - bevor eine Woche nach dem Angriff die stationäre Versorgung der Augenklinik in eine Brauerei nach Kaltenhausen verlegt wurde. In Würzburg unterhielt die Augenklinik lediglich eine Notfallambulanz im Luitpoldkrankenhaus für die von 140.000 vor dem 16. März auf weniger als 40.000 Einwohner geschrumpfte Bevölkerung der Stadt. In den folgenden sechs Wochen wurden dann in Kaltenhausen ausschließlich Männer mit perforierenden Verletzungen, also vermutlich verwundete Soldaten, operiert.
Obwohl bereits einen Tag nach dem endgültigen Kriegsende am 8. Mai 1945 wieder elektive Eingriffe wie z. B. eine Schieloperation durchgeführt wurden, bestimmten plastisch-rekonstruktive Indikationen, die Versorgung perforierender Augenverletzungen und auch Enukleationen den Op-Plan noch über viele Monate. Am 10. Dezember 1945 kehrte zunächst wieder die ambulante, dann am 1. April 1946 auch die stationäre Patientenversorgung in die zwischenzeitlich durch Besatzungstruppen genutzte Augenklinik an den Röntgenring zurück. Nach dem Umzug wurde ab dem 4. April wieder umgehend ein der Routine entsprechendes Programm elektiver Operationen aufgenommen.

Gerd Geerling

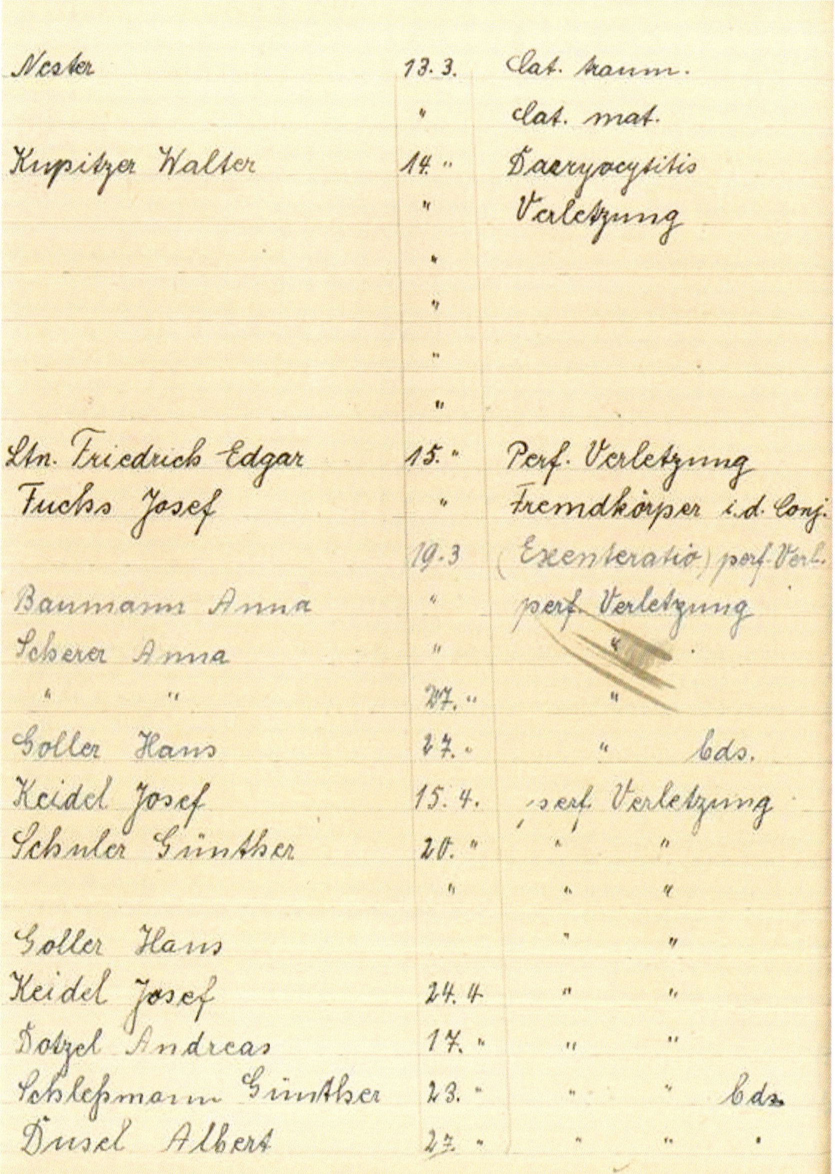

Nester	13.3.	Cat. traum.
	"	Cat. mat.
Krpitzer Walter	14. "	Dacryocystitis
	"	Verletzung
	"	
	"	
	"	
	"	
Ltn. Friedrich Edgar	15. "	Perf. Verletzung
Fuchs Josef	"	Fremdkörper i.d. Conj.
	19.3	(Exenteratio) perf. Verl.
Baumann Anna	"	perf. Verletzung
Scherer Anna	"	"
" "	27. "	"
Goller Hans	27. "	" bds.
Keidel Josef	15.4.	perf. Verletzung
Schuler Günther	20. "	" "
	"	" "
Goller Hans		" "
Keidel Josef	24.4	" "
Dotzel Andreas	17. "	" "
Schlessmann Günther	23. "	" " bds.
Dusel Albert	27. "	" "

Abb. V.1: Auszug aus dem Op-Buch der Augenklinik aus dem Frühjahr 1945

Linsenablassung	Dr. Porkert
Ext. lent. e.c.	Professor
Exstirpation	Dr. Behringer
Enukleation m. Plombe	" Schreiber
Iridektomie tot.	Oberarzt
Lappenverbesserung	"
Stieldurchtrennung	"
Wundrevision	"
Enukleation	"
Extraktion	Dr. Porkert
Exenteratio	" Behringer
"	"
Bindehautdeckung	"
Enukleation	"
Glassplitterentf. Abtragung u. Bindehdeck	"
Magnetextraktion	Dr. Porkert
Exenteratio bulbi	" Behringer
Abtragung u. B. Deckung	"
" "	"
Exenteratio bulbi	"
Abtragung u. B. Deckung	"
Wundrevision	"
Abtragung u. Bindehhautdeckung	"

Es existierte kein Labor. In einigen Räumen der Klinik waren Notbetten für Studenten aufgestellt. Zwei Räume des ehemaligen Ärztekasinos dienten ihm zur Wohnung.

Ab Sommersemester 1947 begannen wieder die Vorlesungen, doch der Hörsaal mußte mit anderen Fakultäten geteilt werden. Geräte für Kurse fehlten meist. Aus Konservendosen wurden Ophthalmoskopierlampen angefertigt."[200] Scharf war dennoch zufrieden: „Aber allen Schwierigkeiten zum Trotz gelang es mir doch in verhältnismäßig kurzer Zeit, den Betrieb wieder in Gang und die Klinik in die Höhe zu bringen und meinen bescheidenen Teil dazu beizutragen, daß der gute Ruf der Klinik, der auf so große Namen wie Hess, Wessely und Schieck zurückgeführt werden kann, durch meine Tätigkeit zumindest nicht gelitten hat."[201]

Die unendliche Geschichte: Wiederbesetzungsverfahren nach 1945

Nicht nur das Klinikgebäude musste nach dem Krieg neu geordnet werden, auch die Klinikleitung war neu zu besetzen. Zweiundsechzig Jahre nach Ende des Weltkrieges 1939/45 mögen manche in diesem Zusammenhang stehenden Vorkommnisse für uns nicht immer ganz nachvollziehbar sein, aber es war die Zeit der „Nachkriegswirren" und es gab nur teilweise geordnete Bahnen und Entscheidungswege.

Arnold Passow wurde, wie erwähnt, auf Weisung der Militärregierung seines Amtes als Ordinarius für Augenheilkunde enthoben.[202]

Bis zur Wiederbesetzung des Lehrstuhls für Augenheilkunde an der Würzburger Universität sollte es nun sechseinhalb Jahre dauern. Die Medizinische Fakultät der Julius-Maximilians-Universität Würzburg schlug mit Schreiben vom 3. Februar 1948 für die endgültige Wiederbesetzung des Lehrstuhls der Ophthalmologie die folgenden Herren vor:

1. Prof. Dr. Max Bücklers, Hannover
2. Prof. Dr. Paul Jaensch, Essen
3. Prof. Dr. Arnold Passow, Würzburg.

Bemerkenswert ist die Begründung für die Nennung des früheren Stelleninhabers Arnold Passow: „Durch die Nennung von Prof. Passow auf der Vorschlagsliste bringt die Fakultät zum Ausdruck, dass seine Eignung als Forscher, Lehrer, Arzt und Klinikleiter völlig außer Frage steht. Wenn es aus politischen Gründen, nach

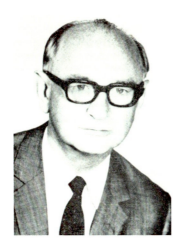

Abb. V.2: Josef Scharf

dem Grundsatz, dass wieder einzustellende Hochschullehrer möglichst nicht an der gleichen Stelle wie zuvor wieder eingestellt werden sollen – ein Grundsatz, dem sich die Fakultät gerade im Falle Passow nicht verschließen kann – nicht angebracht ist, dass Prof. Passow den Würzburger Lehrstuhl übernimmt, so soll durch die Nennung auf der Vorschlagsliste die Meinung der Fakultät zum Ausdruck gebracht werden, dass es im Interesse der Wissenschaft gelegen ist, Prof. Passow anderwärts die Möglichkeit der akademischen Wirksamkeit zu eröffnen."

Nun begann eine Serie von Peinlichkeiten. Bei einer Unterredung zwischen dem Dekan der Medizinischen Fakultät Prof. Zutt und dem Referenten Hillgard wurde von einer Berufung Bücklers ausgegangen, die aber de facto noch gar nicht erfolgt war – aber Bücklers wurde vom Dekanat entsprechend falsch informiert. Der Dekan Zutt schrieb am 4. Mai 1948 an den Ministerialdirigenten Mayer vom Bayerischen Staatsministerium für Unterricht und Kultus: „Bei meinem Besuch am 15. April ds. Js. war ich auf dem Ministerium in München und habe verschiedene die Medizinische Fakultät betreffende Fragen mit Herrn Hillgard besprochen, u.a. Berufungsfragen. Es wurde mir bei dieser Gelegenheit die früher schon telefonisch von Herrn Dr. Hillgard gemachte Mitteilung bestätigt, dass der Ruf zur Wiederbesetzung des Lehrstuhles für Augenheilkunde an der Universität Würzburg an Professor

Bücklers in Hannover ergangen sei. Das betreffende Schreiben habe nur das Ministerium noch nicht verlassen.

Ich schlug daraufhin zur Zeitersparnis vor, dass ich Herrn Professor Bücklers telegrafisch davon benachrichtige, dass der Ruf ergangen sei und ihn bitte, möglichst umgehend zu Berufungsverhandlungen ins Ministerium zu kommen. Dieser Weg schien mir deshalb geeignet, weil Herr Professor Bücklers sich zu jener Zeit auf einer Reise in Oberbayern befand, so dass eine bedeutende Vereinfachung durch das Telegramm zu erwarten war. Herr Dr. Hillgard war damit einverstanden. Auch seine Magnifizenz der Herr Rektor wurde bei einer Besprechung auf dem Staatsministerium für Unterricht und Kultus dahingehend orientiert, dass die Berufung von Professor Bücklers erfolgt sei. Professor Bücklers ist daraufhin hier in Würzburg gewesen, um sich an Ort und Stelle die Bedingungen seines künftigen Wirkens anzusehen und war am gestrigen Tage in München auf dem Ministerium. Dort wurde ihm erklärt, dass eine Berufung nicht erfolgt sei und dass eine weitere Besprechung keinen Sinn hätte. Irgend welche Schritte, um die für Herrn Bücklers so peinliche Situation aufzuklären, wurden offenbar nicht unternommen."

Das Ministerium erwiderte am 26. Mai 1948, dass die Berufungsverhandlungen noch nicht durchgearbeitet seien und eine Entscheidung des Ministers deshalb noch ausstehe. Ferner führte man aus: „Der einzige Fehler, der bei der Sache gemacht wurde ist der, dass Dr. Hilgard sich nach Ihrer Darstellung damit einverstanden erklärt hat, dass Sie Dr. Bücklers ein Telegramm geschickt haben, obwohl Dr. Hilgard als auch Sie selbst nach Ihrer Darstellung wussten, dass der Ruf das Ministerium noch nicht verlassen habe."

Das Ministerium teilte weiters mit, dass Bücklers für „eine Berufung [...] nicht mehr in Frage" komme, weil er für die Unfruchtbarmachung aufgrund von Augenkrankheiten, „die nach den Erfahrungen anderer Autoren in den wenigsten Fällen zu erblicher Blindheit führen" eingetreten sei und das Gesetz „zur Verhütung erbkranken Nachwuchses als eine bedeutende Tat auf legislativem Gebiet bezeichnet habe. Aber der Dekan Zutt ließ nicht locker. Er wandte sich am 31. Mai 1948 erneut an den Ministerialdirigenten Dr. Mayer. Er stellte den Sachverhalt nochmals aus seiner Sicht dar und bedauerte, dass auf seinen zwischenzeitlich ergangenen Vorschlag, „das Ministerium möge sich bei Herrn Bücklers nochmals entschuldigen, nicht eingegangen" worden sei und führte anschließend aus: „Was die Mitteilung über Herrn Bücklers angeht, die das Ministerium veranlasst, seine Berufung nicht mehr in Betracht zu ziehen, so darf ich dazu folgendes bemerken: Die Fakultät hat nach eigener Prüfung der Texte den Eindruck, daß die Information des Ministeriums von sachlich-wissenschaftlich mangelhaft orientierter Seite, oder von ausgesprochen übelwollender Seite stammt.

Zum Teil ist die ablehnende Stellungnahme des Ministeriums begründet durch wissenschaftliche Urteile die nur von kompetenten Fachleuten geprüft werden können. Die Fakultät wird veranlasst, daß eine solche Prüfung stattfindet. Wir sind der Auffassung, daß auch in dieser Frage mit größter Sorgfalt und Gewissenhaftigkeit vorgegangen werden muß und daß die kurzen Ausführungen dem dortigen Schreiben dieser selbstverständlichen Forderung in keiner Weise entsprechen. Die Fakultät bittet daher, die Berufungsangelegenheit vorläufig zurückzustellen und wird sich erlauben, auf die Angelegenheit zurückzukommen." Zutt übermittelte dann noch am 21. Juni 1948 dem Ministerium die Abschrift eines Schreibens von Prof. Marchesani in Hamburg: „Sie enthält, wie es mir scheint, voll und ganz die Bestätigung der Auffassung der Fakultät, daß die dem Ministerium hinterbrachte Darstellung den Tatsachen nicht entspricht." Aber das Ministerium blieb bei seiner ablehnenden Haltung und ersuchte am 2. August 1948 das Rektorat der Universität Würzburg unter Hinweis auf die am 3. Februar 1948 eingereichte Berufungsliste „um Würdigung der für das gleiche Fach an bayerischen Hochschulen tätigen Privatdozenten. Dabei möge insbesondere auch zu dem Privatdozenten an der dortigen Universität, Dr. Josef Scharf, Stellung genommen werden."

Am 10. Februar 1949 schlug die Würzburger Medizinische Fakultät zur Wiederbesetzung die folgenden Herren vor:

1. Prof. Dr. Rudolf Thiel, Frankfurt
2. Prof. Dr. Werner Kyrieleis, früher Giessen
3. Prof. Dr. Wilhelm Rohrschneider, Münster.

Eigentlich hätte man gern Prof. Adolf Jaensch, Essen, an die erste Stelle gesetzt, dieser stand aber bereits im 58. Lebensjahr und kam gemäß der „Richtlinien des Ministeriums für eine Berufung nicht mehr in Frage."

Im Hinblick auf die ministerielle Aufforderung vom 2. August 1948 äußerte sich die Fakultät über drei bayerische Dozenten für Augenheilkunde:

1. Prof. Dr. K. Albrich, früher Prof. an der Universität Pecs (Fünfkirchen/Ungarn), Erlangen
2. Prof. Dr. H. Schmelzer, Erlangen
3. Privatdozent Dr. Josef Scharf, Würzburg.

Albrich wurde dabei als „ein erstklassiger Vertreter seines Faches" bezeichnet. Er sei aber nicht in den Vorschlag aufgenommen worden, weil er älter als 58 Jahre sei. Schmelzer bekam kein günstiges Urteil und Scharf wies zu geringe wissenschaftliche Leistungen auf.

Dass auch finanzielle Überlegungen bei einer Berufung mitspielen können, zeigt die Mitteilung des Ministeriums vom 9. April 1949 an das Rektorat. Albrich habe nunmehr mitgeteilt, dass er bereit sei, auf Emeritierung, auf jedes Ruhegehalt sowie auf Hinterbliebenenversorgung im Falle einer Berufung zu verzichten, und ersuche „daher um Mitteilung, an welche Stelle die Fakultät den Genannten in die Berufungsliste einreihen würde." Die Fakultät teilte dem Ministerium am 18. Mai 1949 abschließend bezüglich Albrich mit: „Die jetzt vorgenommene genaue Prüfung der Sachlage hat ergeben, daß Professor Albrich zwar ein guter Vertreter seines Faches ist, doch aber erst hinter den auf der Liste Vorgeschlagenen und auch noch einigen anderen rangiert, sodaß wir bei unserem, dem Ministerium vorgelegten Dreiervorschlag zu bleiben, einstimmig beschlossen haben."

Das Ministerium setzte sich jedoch über den Vorschlag der Würzburger Universität hinweg und teilte am 19. September 1949 Konrad Albrich mit: „Es ist beabsichtigt, Sie auf die o. Professur für Augenheilkunde in der Medizinischen Fakultät der Universität Würzburg zu berufen" und bat ihn um Nachricht, ob er den Ruf annehme.

Die Fakultät muss über diese Berufung – gelinde ausgedrückt – überrascht gewesen sein und gab ihrem „Erstaunen" am 27. September 1949 in einem Schreiben an das Ministerium Ausdruck: „Die Fakultät kann nicht umhin, ihrem Erstaunen über diese Berufung sofort Ausdruck zu geben und möchte annehmen, daß es sich um einen Irrtum handelt." Seitens der Fakultät wurde darauf hingewiesen, dass der Berufene nicht in der Vorschlagsliste aufgeführt worden sei, man erinnerte an die Ausführungen vom 18. Mai 1949 und äußerte sich anschließend: „Wir möchten das Ministerium ausdrücklich darauf aufmerksam machen, daß durch die Nichtbeachtung des

Fakultätsvorschlages bei der Berufung auf die o. Professur für Augenheilkunde sowohl für den Berufenen als auch für die Fakultät eine überaus unangenehme Lage entstanden ist.

Die Fakultät bittet das Ministerium nochmals, den Lehrstuhl für Augenheilkunde mit einem der auf der Liste vorgeschlagenen Herren zu besetzen." Am 6. Oktober 1949 teilte die Fakultät dem Ministerium mit, dass Albrich von Erlangen fortgezogen sei und sich außerhalb Bayerns als Arzt niedergelassen habe. „Damit dürften manche Voraussetzungen in Wegfall gekommen sein, die vielleicht der Anlass zu der von dort an Herrn Professor Albrich gerichteten Anfrage vom 19.9.49 waren. Da nach hiesiger Kenntnis also bisher eine Berufung des Herrn Albrich noch nicht erfolgt ist, bittet die Fakultät erneut von einer Berufung und einer Ernennung Abstand zu nehmen." Albrich hatte sich zwischenzeitlich an das Ministerium gewandt und angefragt, ob eine Berufung in der Form erfolgen könne, dass er nur mit der Leitung des Lehrstuhls betraut werde.

Am 19. Oktober 1949 schrieb das Ministerium an Albrich, der inzwischen in Grevenbroich bei Köln lebte: „Wie Ihnen wohl bekannt sein wird, hat die medizinische Fakultät der Universität Würzburg Sie nicht auf ihren Dreiervorschlag gesetzt, sondern Sie nur gesondert gewürdigt. Der Herr Minister hat aber geglaubt, in Ihrem besonderen Fall von dem Vorschlag der Fakultät abweichen zu können, denn es ist wiederholt geklagt worden, daß die bayerischen Hochschulen nicht in dem gewünschten Maß bei Berufungsvorschlägen auf Hochschullehrer aus Flüchtlingskreisen zurückgreifen. Nun hat sich seit dem Entschluß des Herrn Ministers, Sie zu berufen, eine überraschende Wendung dadurch ergeben, daß Sie außerhalb Bayerns verzogen sind. Nun fallen Sie eigentlich nicht mehr in den Kreis der Flüchtlings-Hochschullehrer, die von Bayern aus zu betreuen sind. Der Herr Minister ist aber trotzdem grundsätzlich bereit, an dem Ruf, den er Ihnen unter anderen Voraussetzungen erteilt hat, festzuhalten. Voraussetzung dafür müßte sein, daß Sie die Professur in vollem Umfang übernehmen, wenn Sie auch nicht in das Beamtenverhältnis berufen werden können.

Es würde also nicht gehen, daß Sie nur mit der Leitung der Professur betraut werden und dabei die Praxis, die Sie sich jetzt in Grevenbroich aufbauen, selbst weiterführen oder weiterführen lassen. Ich weiß, daß Sie damit vor eine schwere Entscheidung gestellt werden, denn ein

V. Die Zeit nach 1945

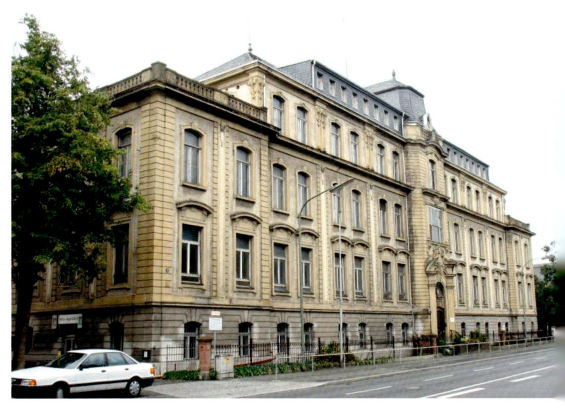

Abb. V.3: Die alte Augenklinik steht seit Jahren leer, lediglich das Untergeschoß wird von der Universität als Mensa genutzt. Der Hörsaalanbau steht hingegen nach aufwändiger und behutsamer Restaurierung wieder als modernes Auditorium zur Verfügung

Ruhegehalt kann Ihnen, wie Ihnen ja bekannt ist, leider weder jetzt noch für spätere Zeit in Aussicht gestellt werden.

Sie werden sich also eines Tages, wenn Sie infolge Erreichens des 65. Lebensjahres aus der Professur ausscheiden, unter Umständen in einer schwierigen finanziellen Lage befinden, denn in diesem Alter wird es Ihnen kaum mehr möglich sein, noch eine Praxis zu gründen". Auf jeden Fall, so das Ministerium, müsse alles vermieden werden, „was der Fakultät, gegen deren Willen Sie berufen werden, die Möglichkeit zu Beanstandungen geben könnte."²⁰³

Auch Wessely wurde um ein Gutachten über Albrich gebeten und kam dieser Aufforderung am 30. November 1949 nach. Er äußerte sich durchaus positiv über Albrich, konnte aber keine „wirklich hervorragende wissenschaftliche Leistung mit eigenem Ideengang" feststellen und kam zu dem Schluss, dass unter den deutschen Dozenten der Augenheilkunde kompetentere Personen zu finden sein dürften.

Die Fakultät wies mit Schreiben vom 17. Dezember 1949 nochmals auf ihren Vorschlag vom 10. Februar 1949 hin und erwartete „nunmehr raschestens die Wiederbesetzung der o. Professur für Augenheilkunde". Der zuständige Minister entschied sich zum Jahresschluss 1949 zwar endgültig gegen Albrich, erklärte aber auch, man beabsichtige „zunächst nicht, die Professur wieder zu besetzen".

Außerdem ordnete er an, am Ende des Semesters bei der Universität anzufragen, wie sich Dr. Scharf während der Vertretung bewährt habe. Aus welchen Gründen der Minister offensichtlich eine Wiederbesetzung mit Scharf favorisierte, ist nicht aktenkundig – möglicherweise spielte hier der Umstand mit, dass Scharf einerseits zu den aus der Tschechoslowakei Vertriebenen gehörte und andererseits zu den Verfolgten des NS-Regimes.

Die Entscheidung des Ministers, Albrich abzusagen, erntete selbst im Ministerium Widerspruch. Der Entwurf des Absageschreibens an Albrich wurde vom zuständigen Hochschulreferenten Rheinfelder nicht abgezeichnet, da dieser größte Bedenken hatte, den an Albrich „ergangenen und von diesem bedingungslos angenommenen Ruf einseitig zurückzunehmen". Albrich zeigte sich sehr enttäuscht – was nicht verwundert, zumal die Berufung nach seiner Darstellung bereits in der Tagespresse und in Fachzeitschriften veröffentlicht worden war. Bezüglich der Tätigkeit und Amtsführung Scharfs regte sich andererseits bei den Assistenten der Augenklinik

Widerstand. Nach einem Aktenvermerk erschien am 28. Februar 1950 im Auftrage der Assistenten der Univ.-Augenklinik der Assistent Dr. Rudolf Szopa im Ministerium und sprach bei dem Hochschulreferenten Dr. Rheinfelder vor und gab an:

„Der jetzige kommissarische Vertreter Privatdozent Dr. Scharf genügt weder fachlich noch organisatorisch den Anforderungen, die an einen Klinik-Chef gestellt zu werden pflegen. Das Niveau der Klinik ist heute höchstens noch dasjenige eines städtischen Krankenhauses. Die Assistenten haben keine Möglichkeit, experimentell zu arbeiten.

Die einzige Fortbildungsstätte, die kleine Bibliothek der Klinik, ist nur schwer zu benützen, da der komm. Vertreter den Schlüssel bei sich trägt und es ablehnt, für die Assistenten einen eigenen Schlüssel zur Verfügung zu stellen.

Die Assistenten fühlen sich in ihrer Tätigkeit eher gehemmt als gefördert. Da diese Tatsachen als Vorwürfe dem kom. Leiter zu Ohren gekommen sind, hat er eine Erklärung niedergeschrieben (3. Januar 1950, s. Beilage!), die er 6 Assistenten zur Unterschrift vorgelegt hat.

Jeder dieser Assistenten hat sich geweigert, die Erklärung zu unterschreiben. Sie haben daraufhin die Angelegenheit dem Rektor der Univ. Würzburg vorgetragen.

Der Rektor hat damals darauf hingewiesen, daß die Ernennung eines neuen Vorstandes der Klinik unmittelbar bevorstehe, wodurch etwaige Schwierigkeiten sich von selbst beheben würden." Der Referent ergänzte: „In Anbetracht der Tatsache, daß eine komm. Vertretung, zumal durch einen jüngeren Herrn, regelmäßig zu Zwistigkeiten und Mißständen führt, bitte ich Herrn Staatsminister, die seit dem Kriege bestehende komm. Vertretung durch Berufung von Prof. *Thiel* zu beenden."[204] Aber der Staatsminister setzte offenbar weiterhin auf Scharf, denn im Auftrage des Ministers wurde Wessely am 3. März 1950 um eine Beurteilung von Scharf gebeten. Dieser sollte sich insbesondere dazu äußern, ob Scharf zu weiteren vertretungsweisen Professur und zu einer endgültigen Übernahme geeignet wäre. Wessely antwortete wenige Tage später am 12. März 1950. Dem Schreiben ist zu entnehmen, dass er seinerzeit von seiner Klinik für Würzburg keinen geeigneten Oberarzt abstellen konnte und deshalb Scharf, der sich um eine Assistentenstelle bei ihm beworben hatte, veranlasste, sich unter Berufung auf ihn in Würzburg vorzustellen: „Denn ich hatte sowohl von seiner Person als von seiner klinischen Ausbildung, die er sich in Prag erworben hatte, einen sehr guten Eindruck gewonnen und an der Münchener Universitätsaugenklinik war eine geeignete Kraft im Augenblicke nicht entbehrlich."

Wessely zeigte sich auch mit den Leistungen Scharfs durchaus zufrieden und hielt ihn auch für eine weiter kommissarische Leitung der Würzburger Klinik geeignet. Für eine Verleihung des Ordinariats schienen ihm aber die wissenschaftlichen Leistungen nicht als ausreichend. Wessely hatte seinerzeit auch die Habilitationsschrift von Scharf begutachtet. Diese enthielt nach Wessely „weder methodisch noch in ihren Ergebnissen etwas wirklich neues und produktiv wertvolles". Er habe „aber in Rücksicht auf die schwierigen damaligen Arbeitsverhältnisse für ausnahmsweise Zulassung plaidiert, da die Arbeit sich wenigstens durch grosse Sachlichkeit und Bescheidenheit auszeichnete." Eine Verleihung des Würzburger Lehrstuhls an Scharf würde im Hinblick auf dessen erst so geringen wissenschaftlichen Leistungen „in den weitesten Kreisen unseres Faches das grösste Befremden erregen".

Diese Beurteilung war das Aus für Scharf – und das Personenkarussel Bewerber drehte sich weiter. Das Ministerium reagierte hurtig und bat bereits mit Schreiben vom 17. März 1950 Wessely um eine Stellungnahme zu den von der Fakultät vorgeschlagenen Professoren Thiel, Kyrieleis und Rohrschneider sowie um Ergänzung dieses Vorschlags. Wessely ergänzte diesen Vorschlag einen Monat später am 15. April noch um Prof. Karl Velhagen sowie um Heinrich Harms, Eugen Schreck, Hans Sautter. Danach teilte das Ministerium dem Rektorat der Universität Würzburg am 2. Mai 1950 mit, dass eine Berufung der vorgeschlagenen Professoren Thiel und Rohrschneider als „aussichtslos" erscheine.

Zu einer Berufung von Kyrieleis vermochte sich das Ministerium nicht entschließen und forderte das Rektorat zu einer Ergänzung der Berufungsliste auf, wobei insbesondere auch zu Velhagen und Harms „Stellung zu nehmen ist." Die Nichtannahme des Vorschlags Thiel/Rohrschneider/Kyrieleis bedeutete erneut eine Abfuhr für die Würzburger Universität.

Diese Entscheidung wurde zwar gegenüber der Universität nicht begründet, aber gemäß einer Aktennotiz galt es als unwahrscheinlich, dass Thiel seine Frankfurter Stelle aufgeben würde. Außerdem habe er „mit seinem Personal dauernd Schwierigkeiten". Rohrschneider stand

V. Die Zeit nach 1945

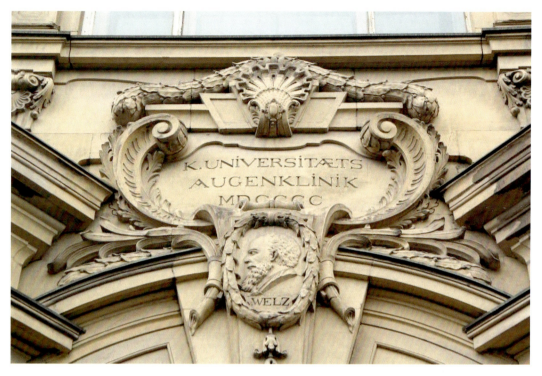

Abb. V.4: Porträt Robert Ritter von Welz über dem Portal der Augenklinik am Röntgenring

„an sehr aussichtsreicher Stelle in Tübingen" und Kyrieleis „sei wissenschaftlich nicht von einer solchen Bedeutung, dass sich seine Berufung auf den angesehenen Lehrstuhl in Würzburg rechtfertige". Der nun ausgeschaltete Thiel schrieb übrigens am 15. Mai 1950 an den Dekan der med. Fakultät Sonnenschein und teilte mit, dass er an einer Berufung sehr interessiert sei. Nun war hier wohl auch die „Gerüchteküche" sehr aktiv – Thiel erwähnte ein Schreiben von Passow vom 31. Dezember 1949 und zitierte: „Lieber Herr Kollege Thiel! Der letzte Brief des Jahres für Sie und vielen Dank für den Ihrigen. Zur Berufung nach Würzburg: Dass Sie einen Ruf nach W. hätten, erzählten dort die Spatzen vom Dache; sie erzählten noch mehr: Sie hätten zur Bedingung gemacht 1. dass sämtliche katholischen Schwestern aus der Klinik verschwinden, 2. dass im Glacis gegenüber der Klinik ein grosser Garten mit Liegehallen eingerichtet wird. Als ich mal bei meinem Freunde Max Meyer war, dem damaligen Dekan, hatte er ein Telefongespräch mit Ihnen. Also dachte ich, dass das mit der Berufung stimmen könnte. Über die ‚Bedingungen' habe ich nur gelacht, da ich die Würzburger Spatzen nachgerade kenne".

Thiel ging davon aus, „dass wohl bestimmte Kreise ein Interesse daran hätten, einen Ruf nach Bayern zu vereiteln und dies in der leider bei uns so häufigen Art tun, dass sie das Gerücht einer Nicht-Annahme ausstreuen.

Die Medizinische Fakultät blieb bezüglich ihres neuen Besetzungsvorschlages beharrlich und schlug am 22. Juli 1950 erneut Thiel und Rohrschneider vor, zwar an erster Stelle und aequo loco. Dabei wurden die beiden „nach einstimmigem Beschluss als bevorzugte Kandidaten der Fakultät wiederum genannt und aequo loco in der obigen Reihenfolge an die erste Stelle gesetzt; denn hier sind sichere Unterlagen dafür vorhanden, daß das Ministerium falsch unterrichtet ist, wenn es einen Erfolg der Berufung der Professoren Dr. *Thiel* und Dr. *Rohrschneider* für aussichtslos hält."

Die Fakultät wies nochmals darauf hin, dass sie eine Berufung Thiels favorisiere. „Auf Wunsch des Ministeriums" wurde die Vorschlagsliste ergänzt um 2. Prof. Dr. Walther Reichling und 3. aequo loco Prof. Alfred Jäger und Prof. Dr. K. A. Reiser. Aber das Ministerium konnte oder wollte sich noch immer nicht entscheiden und forderte die Fakultät zur Stellungnahme zu Velhagen, Harms und Schreck auf. Bezüglich Velhagen teilte der Dekan Sonnenschein am 8. September 1950 dem Ministerium mit, dass dieser auf den Berufungslisten für die Universitäten Leipzig und Berlin stehen solle, Harms nur von wenigen für die Besetzung eines ordentlichen Lehrstuhls genannt werde „und in einem Gutachten heißt es, daß er zu wenig eine Persönlichkeit zu sein scheint" und Schreck mit seinen 35 Jahren als junger Dozent „wohl noch nicht so weit gereift ist, daß er für ein Ordinariat schon in Frage käme." Für eine Berufung von Karl August Reiser setzte sich übrigens der damalige Bundesminister für Ernährung, Landwirtschaft und Forsten, Prof. Dr. Wilhelm Niklas mit einem Schreiben vom 3. Oktober 1950 beim Ministerium ein. Warum nun eine Berufung immer noch nicht erfolgte, ist nicht nachvollziehbar. Eine Notiz vom 18. Dezember 1950 lautet: „Der Herr Minister ist nicht mehr zu einer Entscheidung gekommen. Er hat zwischen Dr. Jäger und Dr. Reiser geschwankt." Aber es fiel auch zu Beginn

V. Die Zeit nach 1945

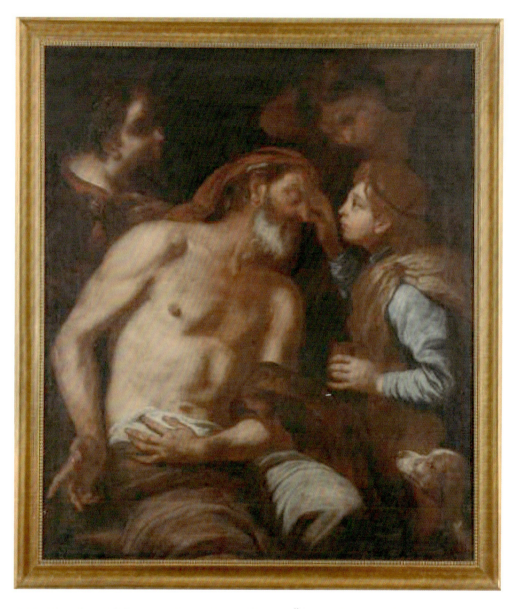

Abb. V.5: Die "Blindenheilung des Tobias". Ölgemälde von Johann Carl Loth

Die „Blindenheilung des Tobias" von Johann Carl Loth. Ein Meisterwerk der Barockmalerei in der Würzburger Augenklinik

Es kommt vor, daß Dinge kaum mehr wahrgenommen werden, sobald sie ihren gewohnten Platz verlassen haben. Im Treppenhaus der alten Augenklinik am Röntgenring befand sich, für jeden Besucher gut sichtbar und von Tageslicht erhellt, ein barockes Gemälde mit lebensgroßen Figuren; nach dem Umzug in die Kopfklinik erhielt es einen neuen Platz im Korridor gegenüber dem Zimmer des Direktors. In der funktionalen Umgebung wirkt es wie ein Fremdkörper, die künstliche Beleuchtung mindert seine Wirkung, und da es auch in der Forschung nicht weiter beachtet wurde, wurde ihm kaum mehr als beiläufige Beachtung geschenkt. Dabei hätte es durchaus mehr Aufmerksamkeit verdient, denn es handelt sich allem Anschein nach um ein Bild des bedeutenden barocken Malers Johann Carl Loth (1632–1698). Es zeigt die „Blindenheilung des Tobias" und wurde wohl wegen seines Themas für die Augenklinik erworben. Dies dürfte bald nach 1934 geschehen sein, als das Gemälde im Besitz eines Leipziger Kunsthändlers war. Über seinen weiteren Verbleib war der Forschung bisher nichts bekannt geworden.

In Würzburg ahnte wohl wenigstens ein Kunsthistoriker, welcher Schatz da schlummerte. Das Martin-von-Wagner-Museum der Universität Würzburg bewahrt ein Gemälde gleichen Themas und vergleichbarer Größe, das dort ebenfalls Loth zugeschrieben wird. Kurz nach dem Umzug der Augenklinik an die Josef-Schneider-Straße schickte Professor Leydhecker sein Tobias-Bild an das Museum, um es restaurieren zu lassen. Durch den direkten Vergleich muß Professor Herbert Siebenhüner, der damals die neuzeitliche Abteilung leitete, die überlegene Qualität des Gemäldes erkannt haben. Die schon vorhandene Version hingegen konnte nurmehr als Hervorbringung der Loth-Werkstatt gelten. Also versuchte Siebenhüner, das Bild der Augenklinik dem Museum einzuverleiben. Seine Verzögerungstaktik bei der Rückgabe scheiterte jedoch; vom Regierungsdirektor persönlich mußte er darauf hingewiesen werden, daß es sich um Staatseigentum handele, das sich im Besitz der Augenklinik befinde und – wie es in dem Schreiben heißt – „nach Ansicht der Verwaltung ein Teil des Inventars der Klinik ist." Leider entschied sich die Klinikdirektion damals gegen eine Restaurierung, wie sie der Erhaltungszustand erfordert hätte. Statt der veranschlagten Kosten von 1500 DM wollte man nur 300 DM ausgeben. Zu diesem Preis konnten gerade einmal die losen Farbschichten fixiert und das Bild neu gefirnisst werden (schon der neue Rahmen, den es damals erhielt, kostete 400 DM). Die dargestellte Geschichte ist dem alttestamentlichen Buch Tobit entnommen.

Auf Weisung seines erblindeten Vaters unternimmt der junge Tobias eine abenteuerliche Reise ins Land der Meder, an deren Ende er seine Braut heimführt. Unterwegs muß er den Angriff eines Fisches abwehren, den Tobias schließlich erlegt. Kurz vor der Rückkehr ins heimatliche Ninive spricht der unerkannte Erzengel und Reisebegleiter Raphael zu seinem Schützling: „Ich weiß, daß dein Vater die Augen wieder öffnen wird. Du streiche die Fischgalle auf seine Augen. Die Arnei wird beißen und ihm von den Augen ein weißes Häutchen ablösen. Da wird dein Vater sehen und Licht schauen können." Aus medizinischer Sicht läßt diese Anweisung an eine EDTA-Touchierung bei Hornhautverkalkung denken. Das Buch Tobit macht allerdings Spatzenkot für den Verlust der Sehfähigkeit verantwortlich.

Die auffälligste Figur des hochrechteckigen, 133 x 115 cm messenden Gemäldes ist der sitzende Vater; im Typus des Kniestücks nimmt er große Teile der linken Bildhälfte ein. Die Oberschenkel zeigen zum Betrachter, doch der mächtige Oberkörper und das Gesicht sind so nach rechts gedreht, daß der rechts neben ihm stehende Tobias die Augen bestreichen kann; ihre Zusammengehörigkeit wird auf diese Weise augenfällig. Der Jüngling geht sehr vorsichtig vor; die Konzentration auf sein Tun wird noch erhöht durch den Hund, der dem Vorgang von unten rechts interessiert zuschaut, und den Schutzengel hinter Tobias, der das Gelingen der Handlung überwacht. Ihm gegenüber, im Rücken des Vaters, sehen wir seine Frau Anna; der Kopf im verlorenen Profil verfolgt die Aktion mit skeptischem Blick – Anna hatte ihren frommen Mann nach seiner Erblindung verhöhnt.

Innerhalb dieses reduzierten Bildpersonals, das auf jede anekdotische Ausschmückung verzichtet (auch der Hund kommt in der Geschichte mehrfach vor), ist dem sitzenden Halbakt das kompositionelle Hauptgewicht zugewiesen. Die Gestalt Raphaels ist nur skizzenhaft angedeutet, wie um über die Faktur sein engelhaftes Wesen anzudeuten; auch Anna wird von tiefen Schatten fast verschluckt. Der Vater hingegen wird von einem hellen Schlaglicht getroffen, das seinen Körper strahlend modelliert; es erreicht auch Tobias, dessen geringere Statur durch die farbige Kleidung ausgeglichen wird. Doch die Komposition ist unbestreitbar auf das nackte Fleisch zentriert, ja sie kreist förmlich um diesen großartigen Akt. Gewählt ist ein Moment zwischen Anspannung und Erschlaffung – als Ausdruck für einen inneren Zustand zwischen Hoffnung und Mutlosigkeit. Noch ist die Heilung ja noch nicht erfolgt, noch könnte es sich um einen faulen Zauber handeln. Die Schilderung der besonderen psychologischen Situation ist der Sinn dieser Dominanz des Körperlichen. Es ist ein tragischer Sinn, denn die Krankheit betrifft letztlich nicht nur die Augen. An vielen Stellen wird Blindheit in der Bibel als Zeichen der Gottesverlassenheit verstanden, und so versteht sie auch der Vater.

Wegen der zentralen Rolle des Fisches, der schon in der frühen Kirche als Christus-Symbol galt, wurde die Blindenheilung als Sinnbild für die christliche Erlösung ausgelegt: Wie Tobias mit der Galle des Fisches dem Vater das Augenlicht zurückgab, so hat der Messias der Welt das Licht gebracht. Die Verbindung zwischen Sehen im physiologischen und Erkennen im transzendenten Sinne wird im Buch Tobit ausdrücklich hergestellt: Raphael sei gesandt worden, den Vater zu heilen, „auf daß er mit seinen Augen das Licht Gottes sähe".

Auf diesen Bedeutungszusammenhang hat Loth die Lichtregie seines Gemäldes abgestimmt: Das Licht, das von links her über den Körper flutet, wird im nächsten Moment auch die Augen des Vaters erreicht haben. Es ist das „Licht vom Licht", der Abglanz Gottes. Dem Auge wird eine aktive Rolle im Erkenntnisprozeß zugebilligt – gemäß einer seit der Antike bestehenden Überzeugung, die Goethe über hundert Jahre später noch einmal in die Worte fasste: „Wär' nicht das Auge sonnenhaft / die Sonne könnt' es nie erblicken; / Läg' nicht in uns des Gottes eigne Kraft, / wie könnt' uns Göttliches entzücken?'

Die Darstellung von Tobias' Vater als Halbakt ist ungewöhnlich für die Ikonographie der Szene, aber typisch für unseren Maler. Ob Jupiter oder Merkur, Johannes der Täufer oder der hl. Sebastian, Jakob oder Hiob, der sich selbst erdolchende Cato oder Diogenes vor seiner Tonne – Loth hatte eine ausgeprägte Vorliebe für muskulöse männliche Oberkörper, die durch den Bildausschnitt zum beherrschenden, nah und groß gesehenen Motiv werden. Der Maler hielt sich zwischen 1653 und 1656 in Rom auf; womöglich hat ihn der berühmte Torso im vatikanischen Belvederehof so sehr fasziniert, daß er ihn hier und anderswo als grundlegendes Kompositionsmodul nutzte.

Ein bezeichnendes, immer wiederkehrendes Element ist auch die ausgeprägte Rhetorik der Hände. Sie unterstützen die Drehung des Körpers, die einerseits dazu dient, den Vater als Angesprochenen zu kennzeichnen, und andererseits den Lichtfluß zugunsten eines wirkungsvollen Oberflächenreliefs steuert.

Schließlich erschließt der Halbakt in seiner Torsion überhaupt erst den Bildraum, für den es im Dunkel der Umgebung keine Anhaltspunkte gibt. Das Licht flackert über das blutvolle Inkarnat, wobei Altersmerkmale auch dort vermieden werden, wo das Thema sie eigentlich erfordert hätte. Obwohl frei von klassizistischen Auffassungen, wie sie zeitgleich etwa Carlo Maratta in Rom vertrat, tendierte Loths Schönheitsbegriff dennoch zu einem gewissen Idealismus. Das Drastische liegt ihm so fern wie das Dramatische; ein elegischer, gemessener, fast stoischer Ton durchdringt auch diese Bildschöpfung. Johann Carl Loth stammte aus München. Sein Vater, der Maler Ulrich Loth, hatte um 1620 mehrere Jahre in Italien verbracht und die wichtigsten Impulse der frühbarocken Malerei aufgenommen.

1653, im Alter von 21 Jahren, kam der Sohn nach Rom; 1656 siedelte er nach Venedig über, das ihm zur zweiten Heimat wurde. Infolge seiner Seherfahrungen überblickte Loth die gesamte italienische Malerei des 17. Jahrhunderts, deren wichtigste Strömungen in seinem Schaffen wirksam geworden sind.

Reflexe des römischen Früh- und Hochbarock – der Kunst Guercinos, Landfrancos, Cortonas, Poussins – beziehen sich mehr auf bestimmte kompositionelle Arrangements und ikonographische Details (etwa die Draperien), während der Stil eine tiefe Beeinflussung durch die neapolitanische Schule verrät. Die „Blindenheilung des Tobias" im Martin-von-Wagner-Museum ist, durchaus nicht überraschend, auch schon dem gleichaltrigen Luca Giordano zugeschrieben worden, dem Schulhaupt des Neapler Barock. Anregungen sind auch von Giordanos Lehrer Jusepe de Ribera in das Werk Loths eingegangen, vielleicht vermittelt durch die mit ihm befreundeten Venezianer Antonio Zanchi und Giambattista Langetti. Zusammen mit ihnen wird Loth zu den *Tenebrosi* – den „Düstermalern" – des venezianischen Seicento gerechnet. Diese Bezeichnung verdankt sich ihrer von Caravaggio, Bernardo Strozzi und Giovanni Benedetto Castiglione, vielleicht auch von Rembrandt her inspirierten Helldunkelmalerei.

Schon 1660, in den ersten Jahren Loths in der Lagunenstadt, bezeichnet ihn der Kunstschriftsteller Marco Boschini als „bonissimo Pitor", als einen herausragenden Maler, der den Vergleich mit Tizian und Veronese nicht scheuen müsse. Seinen Staffeleibildern – Gemälden jener Gattung also, der auch die „Blindenheilung" zugehört – bescheinigt Boschini eine seltene Erfindungsgabe („rara invention"). In der venezianischen Kirche S. Luca schmückt eine Porträtbüste des Malers sein Grabmal; die Inschrift nennt ihn, in Anspielung auf den berühmtesten Maler der Antike, den „Apelles seiner Zeit". Loth war nicht nur, neben Johann Liss und Johann Heinrich Schönfeld, der begabteste deutsche Maler des 17. Jahrhunderts; auch innerhalb der venezianischen Malerei war er in der zweiten Jahrhunderthälfte die beherrschende Figur – und ein Maler von europäischem Rang, den Kaiser Leopold I. 1692 zu seinem Hofmaler ernannte. Obwohl bisweilen als „Bavarese" apostrophiert, hat sich Loth in Venedig doch vollständig italienisiert; selbst in seiner Unterschrift begegnet er uns ausschließlich als „Carlo Lotti".

Der schwedische Architekt Nicodemus Tessin betonte 1688 nach einem Atelierbesuch bei Loth, „im nackenden von einer Mansspersson undt in sonderheit von der oberen helffte kann man es nicht weiter bringen, als er thuet ... Er hat stettz dass nackende Model beij sich, undt stelt er die Musceln so mollets vor undt mit einer so artigen Colorit undt Chiaro scuro, alls ich nocht auf der gantzen reijsse im Sujet von einer halben nackenden figur nicht habe gefunden."

Damit sind die wesentlichen Gestaltungsmerkmale auch unseres Bildes benannt: die Spezialisierung auf halbfigurige Männerakte nach dem Modell, die Bravour im Anatomischen, die samtweiche Zeichnung des Muskelspiels („mollets"), das forcierte Chiaroscuro um der plastischen Wirkung willen, die punktuellen farbigen Akzente.

Etwas weiter sagt Tessin auch noch, daß Michelangelo zu den Leitsternen Loths gehöre. Tatsächlich erinnert das Vermögen, eine körperliche Sprache für seelische Zustände zu finden, an den großen Florentiner; darüber hinaus scheint auch der Halbakt des Vaters von Michelangelos heroisch modellierten „Ignudi" an der Decke der Sixtinischen Kapelle in Rom beeinflusst zu sein.

Gegenüber der Gattung des Altarbildes gestatteten Staffeleigemälde wie die „Blindenheilung" eine größere künstlerische Freiheit. Immer häufiger wurden sie als Galeriebilder ausgeführt, also nicht für einen devotionalen Kontext, sondern um des Genusses der Betrachtung willen. Datiert sind diese Werke alle nicht; anders als die Altarbilder entstanden sie zumeist nicht als Auftragswerke, sondern wurden für den Markt angefertigt. Wegen des fein abgestimmten Zusammenspiels zwischen dem Chiaroscuro, das alles Nicht-Figürliche im Dunkel versinken läßt, und der lichteren, kühleren Farbigkeit in den peripheren Bildbereichen, hier in der Kleidung des Tobias, ist eine Datierung in die 1680er Jahre zu erwägen. Gegenüber seinen frühen Werken mit sehr pastosem Farbauftrag ist eine gewisse Glättung der Oberflächen zu beobachten; auch der elegante Linienfluß verrät bereits eine fortgeschrittene Stilstufe. Die Großzügigkeit der Pinselführung und die expressiven Helldunkel-Kontraste – beides bestimmt die Wirkung des Würzburger Gemäldes – verlieren sich indessen in den späten Jahren Loths zugunsten einer abgeklärteren Gestaltungsweise. Eine genaue Ermittlung der Entstehungszeit wird aber nicht möglich sein.

Das Bild in der Augenklinik ist eine Kostbarkeit, seine Qualität zeigt den Wahlvenezianer im Vollbesitz seiner künstlerischen Möglichkeiten; eine neuerliche Restaurierung wäre mehr als gerechtfertigt. Ganz einmalig ist diese Kostbarkeit freilich nicht: Mindestens vierzehnmal, wahrscheinlich noch öfter, hat sich Johann Carl Loth des Themas der „Blindenheilung" angenommen. Warum es so häufig vorkommt, ob es eine besondere Nachfrage für diese Darstellungen gab oder ob sie womöglich einen Entwicklungsschub in der Augenheilkunde begleiteten, muß künftigen Forschungen vorbehalten bleiben.

Damian Dombrowski

des neuen Jahres noch immer keine Entscheidung. Der Rektor der Universität fragte am 19. Januar 1951 beim Ministerium nach dem Stand der Angelegenheit. Das Ministerium teilte mit, dass mit einer Wiederbesetzung zu Beginn des Sommersemesters noch nicht gerechnet werden könne, nannte aber keine Gründe. Darauf richtete die Medizinische Fakultät in einem Schreiben vom 10. Februar 1951 an das Ministerium „nochmals die dringende Bitte", eine Berufung bereits zum Sommersemester 1951 zu veranlassen. Der zuständige Referent im Ministerium kam in einem Aktenvermerk vom 21. März 1951 zum dem erkenntnisreichen Schluss: „Die bisherigen Versuche, den Lehrstuhl richtig zu besetzen, sind gescheitert." Der Referent hatte demzufolge weitere Recherchen unternommen und kam zu dem Ergebnis, dass Thiel und Jäger „auf keinen Fall in Frage zu kommen" schienen. Rohrschneider wurde als der fähigste angesehen, der aber wohl „schwerlich von Münster weggehen" werde. Übrig blieb Reichling: „Für Reichling setzt sich am meisten die Fakultät ein, wie mir der Dekan, Prof. Sonnenschein, mehrmals mündlich und schriftlich gesagt hat." Das stand im Widerspruch zu dem Besetzungsvorschlag der Fakultät, der Thiel favorisierte. Eigentlich hätte es hier heißen müssen, dass von den verbliebenen *weiteren* Kandidaten Reichling der am besten geeignete sei. Der Referent im Ministerium attestierte Reichling eine „weite, über das Fach hinausgehende Bildung" und erwähnte, dass er als Chorleiter die Matthäuspassion von Bach in Berlin ungekürzt aufgeführt habe.

Der Referent schlug Reichling zur Wiederbesetzung vor und bemerkte abschließend, dass dieser weder der NSDAP noch einer ihrer Gliederungen angehört habe. Mit Schreiben vom 30. Mai 1951 an das Ministerium teilte Reichling mit, dass er am 29. Mai 1951 seinen Dienst angetreten habe – jedoch ohne schriftliche Bestallung. Reichling bezog sich auf seine Unterredung mit dem Hochschulreferenten im Ministerium, Prof. Rheinfelder, vom 8. Mai 1951, der seinen Dienstantritt spätestens zum 1. Juni 1951 gewünscht hatte. Aber das Ministerium ließ auf sich warten. Reichling mahnte am 20. Juni 1951 seine Ernennung an, mit dem Hinweis, dass er soeben erfahren habe, dass Umzüge nach dem 15. Juli 1951 von Westberlin in das Gebiet der damaligen Bundesrepublik auf dem Landwege nicht mehr möglich sein würden. Dieses Schreiben rief im Ministerium Unverständnis hervor. Der zuständige Referent notierte: „Es ist mir unverständlich, wie

Professor Dr. Reichling bereits sein Amt in Würzburg antreten wollte, ohne im Besitz einer Ernennungsurkunde zu sein. Offenbar hat er voreilig, vielleicht auf eine bloße Zusicherung hin, seine Tätigkeit in Berlin abgebrochen."

Es wurde in diesem Vermerk vom 26. Juni 1951 ausdrücklich darauf hingewiesen, dass die Berufungsverhandlungen noch nicht abgeschlossen seien, und es sei „demnach wohl Professor Dr. Scharf bis auf weiteres als Leiter der Augenklinik zu belassen." Reichling wartete und wartete. Am 7. Juli 1951 schrieb er erneut an das Ministerium über den Rektor der Würzburger Universität und mahnte eine Beantwortung seiner Schreiben vom 30. Mai und 20. Juni 1951 an. Er befand sich in einer Notlage. Gehalt hatte er noch keines bekommen, die Umzugskosten für die Familie konnte er aus eigenen Mitteln nicht bestreiten und die Familie in Berlin lebte vom Verkauf der Apparaturen und Instrumente seiner aufgegebenen Praxis. Das Rektorat der Würzburger Universität wies zur Überbrückung „einstweilen" die Bezüge von Scharf aus dessen wissenschaftlicher Assistentenstelle zu Gunsten Reichlings an.

Mit Schreiben vom 10. Juli 1951 mahnte der Dekan der Medizinischen Fakultät Sonnenschein erneut die endgültige Wiederbesetzung des Lehrstuhls mit Reichling an. Unter Hinweis auf den Erlass des Bundesgesetzes vom 11. Mai 1951 (Unterbringungsgesetz) teilte das Ministerium am 18. Juli 1951 dem Rektorat der Universität mit,[205] dass weder die kommissarische noch die endgültige Wiederbesetzung der ordentlichen Professur mit Reichling möglich sei, da dieser nicht zu dem unter Art. 131 des Grundgesetzes fallenden Personenkreis gehöre. So wurde Scharf weiter mit der kommissarischen Leitung der Universitäts-Augenklinik betraut und Reichling eine Vergütung zu Lasten der Assistentenstelle Scharfs gewährt.[206]

Die Medizinische Fakultät wollte nun diesen Umstand nicht weiter gelten lassen und berief sich auf ein Schreiben des Ministeriums vom 18. April 1951 an Reichling und sah auch mit Hinweis auf frühere Berufungsverfahren dieses als rechtlich verbindliche Berufung Reichlings an.[207] Außerdem argumentierte die Fakultät, dass diese Berufung schon deshalb rechtsgültig sei, da sie vor Verkündigung des Bundesgesetzes vom 11. Mai 1951 erfolgt sei. Die vom Ministerium ausgesprochene Beauftragung Scharfs als kommissarischer Leiter wertete die Fakultät hingegen als *Neubeauftragung*, führte

V. Die Zeit nach 1945

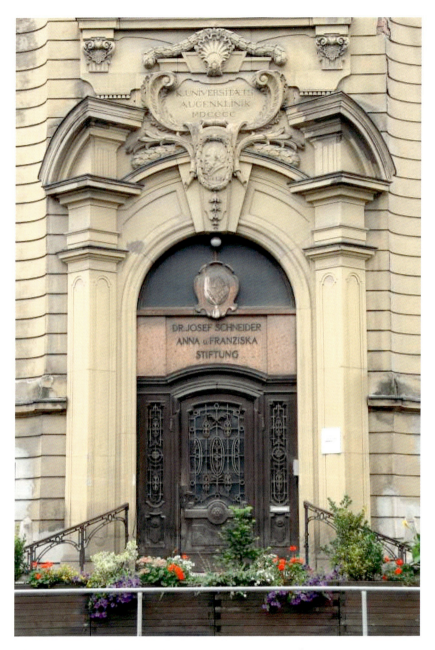

Abb. V.6: Im Portal der Augenklinik am Röntgenring findet sich nicht nur ein Bild des ersten Würzburger Ordinarius Robert von-Welz sondern auch ein Hinweis auf den Augenarzt und großzügigen Förderer der Augenklinik und Universität Josef Schneider

aus, dass Scharf nicht unter den Personenkreis des Art. 131 falle und schlug vor, Prof. Wolf von der Universitätsklinik und Poliklinik für Zahn-, Mund- und Kieferkrankheiten für die verwaltungsmäßig zu leistenden Unterschriften zu bestimmen, bis die Ernennung [nicht Berufung!] Reichlings erfolgt sei. Der Rektor der Universität war zwar von den Darlegungen der Medizinischen Fakultät überzeugt, legte aber den Vorgang mit Schreiben vom 1. August 1951 unter der Annahme, dass eine Entscheidung über seine Kompetenz ginge, dem Ministerium als außerordentlich dringend vor.

Spätestens jetzt wurde die Situation grotesk. An der Universitäts-Augenklinik trat der Notstand ein. Scharf war – wie geplant – am 28. Juli 1951 in Urlaub gefahren und Reichling war seitens des Rektorats gebeten worden, „sich jeder Tätigkeit an der Universitäts-Augenklinik zu enthalten und insbesondere keinerlei Anordnungen hinsichtlich des Klinikbetriebes oder der Behandlung der Patienten zu treffen". Aber die Fakultät bemerkte, dass für „dringende und schwierige Operationen, sowie für die Behandlung besonders schwieriger Fälle" nur noch Reichling eingesetzt werden konnte. Unter dem 17. September 1951 findet sich im ministeriellen Akt eine Notiz, der zufolge nunmehr im Vollzug des Art. 131 des Grundgesetzes die Stellen 1 : 1 besetzt werden konnten. Danach sollte Reichling zum ordentlichen Professor ernannt und Scharf sein Oberassistent werden. Dabei wurde gewürdigt, dass Scharf „in seinem Ansehen durch den ohne sein Verschulden *während des Semesters* erfolgten Entzug der Vertretung der Professur stark geschädigt wurde". Ihm sollten im Hinblick auf die langjährige Vertretung des Ordinarius auf der Privatstation zwei Zimmer mit je zwei Betten zur Verfügung gestellt werden. Außerdem sollte ihm für eine Übergangszeit gestattet werden, in den Klinikräumen Patienten ambulant zu behandeln.

Der Vormerkung ist auch zu entnehmen, dass dem Ministerium Klagen hinsichtlich der operativen Fähigkeiten Reichlings bekannt geworden waren. Im Akt liegt auch ein Schreiben bezüglich einer Schadensersatzforderung eines Patienten vom 22. September 1951 ein, der wegen einer angeblich fehlerhaften Nachstaroperation ein Auge verlor. Auch ein Mitglied des Landtages – Dr. Dr. Alois Hundhammer – intervenierte mit Schreiben vom 12. Oktober 1951 an das Ministerium gegen die Wiederbesetzung des Lehrstuhls mit Reichling.

Er führte zur Begründung aus, dass seit dem Beginn der Tätigkeit Reichlings die Zahl von Operationen mit negativem Ergebnis „sehr beträchtlich sich gesteigert hat", erwähnte die berichtete Schadensersatzforderung sowie zuvor zwei Fälle von sympathischer Ophthalmie bei Kindern, die „zu Schaden kamen, was vorher in 10 Jahren einmal passiert ist." Außerdem sei die Zahl der Infektionen gestiegen. Der Landtagsabgeordnete äußerte sich auch negativ über das verletzende persönliche Auftreten Reichlings. Dieses Schreiben bewirkte eine erneute Aufschiebung der Ernennung.

Am 10. Oktober 1951 führte der zuständige Referent in Würzburg ein Gespräch mit dem Rektor der Universität Meyer sowie mit dem Dekan der Medizinischen Fakultät Wachsmuth. Diese bezeichneten die gegen Walter Reichling erhobenen Vorwürfe als „Kesseltreiben". Unterstellt wurde dabei eine Beteiligung von Assistenten und Schwestern der Augenklinik. Meyer und Wachsmuth hingegen bestätigten Reichlings theoretische und praktische Qualifikation zur Führung der Augenklinik und lobten sein angenehmes Wesen.

Reichling habe „sich bereits die Anerkennung und Zuneigung der gesamten Fakultät erworben." Nach dieser Aktennotiz hatten zwei Würzburger Assistenten, von denen jedoch nur einer an der Augenklinik tätig war, zuvor den Landtagspräsidenten Hundhammer aufgesucht und ihn zur Abfassung seines Schreibens bewogen. Sie erhoben zusammenfassend folgende Vorwürfe gegen Reichling:

- unübliche lange Dauer von operativen Eingriffen
- vielfache Steigerung postoperativer Infektionen mit Folge von mehrwöchigen Klinikaufenthalten
- Steigerung der Zahl von sympathischen Ophthalmien
- Komplikationen selbst bei einfachen Eingriffen
- erheblichen Schwächen in der Diagnosestellung
- abfällige Äußerungen über die bayerische, insbesondere die fränkische Bevölkerung; ausgesprochener Blender, liebenswürdig gegen Kollegen und gut zahlende Privatpatienten, „von unangenehmster Arroganz" gegen Untergebene und ärmere Patienten; wesentliche höhere Liquidationsforderungen, als bisher üblich.

Der Referent wies die beiden Assistenten, die bei ihm einen Tag nach dessen Besuch in Würzburg vorgesprochen hatten, darauf hin, dass offiziell eben nur die eine Beschwerde gegen Reichling vorliege und die weiteren Vorwürfe nur als unbewiesene Gerüchte zu bewerten seien, da die Beschwerführer „im Hintergrund zu bleiben wünschen". Die Patientenbeschwerde hatte aber zur Folge, dass vor einer Berufung Reichlings erst der zu erwartende Schadensersatzprozess abgewartet werden sollte. Dieses wurde dann dem Rektorat der Universität Würzburg mit Schreiben vom 25. Oktober, abgesandt am 10. November 1951, angezeigt.

Jedenfalls musste Reichling seine operativen Fähigkeiten am 17. November 1951 unter Beweis stellen – als Gutachter fungierten der Schriftführer der DOG E. Engelking und deren 1. Vorsitzender K. Wessely, die an diesem Tage an einer Reihe von Operationen teilnahmen. Reichling führte eine Star-, zwei verschiedene Glaukom- und eine Nachstaroperation aus. Engelking und Wessely bezeichneten den Verlauf der Operationen als komplikationslos und bezeichneten Reichling als einen erfahrenen und sicheren Operateur. Sie erwähnten dabei: „Reichling geht in seinen Operationsmethoden in mancher Beziehung eigene Wege". Die gegen ihn erhobenen Vorwürfe erschienen ihnen unberechtigt. Sie hielten ihn für die Leitung der Universitäts-Augenklinik Würzburg geeignet, wobei auf seine langjähriger Tätigkeit als Leiter der Augenklinik der Berliner Charité verwiesen wurde.

Wessely äußerte sich in einem Gutachten auch zu dem Fall der Patientenbeschwerde mit Schadensersatzforderung: hier attestierte er seinem Kollegen Reichling keinen „Kunstfehler". Aber die beiden Assistenten ließen auch nicht locker. Denn der bereits erwähnte Hundhammer zeigte dem Ministerium am 21. November 1951 an, dass Reichling bei der Operationsprobe lehrmäßig operiert habe, sonst aber nach einer anderen Methode operiere. Außerdem habe Scharf die Zustände, wie sie im Schreiben Hundhammers vom 12. Oktober 1951 dargestellt wurden, größtenteils gegenüber Wessely bestätigt.[208]

Schließlich wurde Reichling am 4. Dezember 1951 dennoch zum ordentlichen Professor an der Universität Würzburg berufen. Nun hatte die sechseinhalbjährige Vakanz des Würzburger Lehrstuhls für Augenheilkunde ein Ende.[209]

Walter Reichling

Walter Reichling (1894–1972) wurde am 28. August 1894 in Köln-Linderhöhe

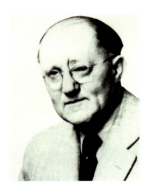

Abb. V.7: Walter Reichling (1894–1972)

geboren. Seine medizinischen Studien absolvierte er in Bonn, Köln und Wien. Aufgrund seiner Teilnahme am I. Weltkrieg von August 1914 bis November 1918 und einer Unterbrechung des Medizinstudiums von 1 1/2 Jahren aus wirtschaftlichen Gründen, erhielt er erst verhältnismäßig spät seine deutsche Bestallung als Arzt, nämlich mit Wirkung vom 17. November 1925, also im Alter von 31 Jahren.

In Wien hatte er bereits am 22. Juli 1924 seine medizinischen Rigorosen erfolgreich bestanden. Am 1. Oktober 1924 trat er in die Dienste der Berliner Charité, wo er am 12. Februar 1935 zum Dozenten für Augenheilkunde ernannt wurde. Seit 1. Oktober 1935 war er planmäßiger Oberarzt der Universitäts-Augenklinik der Charité, seit 27. Oktober 1947 deren Direktor und seit April 1950 außerdem kommissarischer Leiter der Universitäts-Augenklinik Ziegelstraße.

Die Tätigkeit als Oberarzt seit 1935, die Anfang des Krieges durch 1 1/2 Jahre Militärdienst unterbrochen wurde, stellte de facto die Klinik-Leitung dar, weil der eigentliche Lehrstuhlinhaber durch die Doppelleitung der Augenkliniken Charité und Ziegelstraße schon aus zeitlichen Gründen gar nicht in der Lage war, beide Kliniken umfassend zu leiten und im wesentlichen an der Klinik Ziegelstraße wirkte und seinem Oberarzt Reichling die Charité überließ. Seit 1. September 1950 bis 31. Mai 1951 war er dann am Städt. Krankenhaus Tempelhof in Berlin tätig.

In Würzburg wirkte Reichling dann bis zum 31. Oktober 1964. Zwar hatte er mit Ablauf des 27. August 1959 das 65. Lebensjahr vollendet, das Ministerium beließ ihn aber für ein weiteres Jahr im Amt und erneuerte diese Entscheidung noch zweimal. Mit Ablauf des Monats August 1962 wurde er vom Ministerium zwar von den amtlichen Verpflichtungen in der Medizinischen Fakultät der Universität Würzburg entlassen, aber als Emeritus mit der kommissarischen Leitung des Lehrstuhls für Augenheilkunde und der Leitung der Augenklinik bis zur Wiederbesetzung beauftragt.[210]

Reichling legte seine wissenschaftlichen Schwerpunkte auf die Gefäßpathologie des Auges, histologische und elektronenmikroskopische Untersuchungen, den malignen Exophthalmus und die Orbitachirurgie.[211] Er schrieb auch über die Therapie des Strabismus und zur Biochemie in der Augenheilkunde. In seine Tätigkeitszeit fallen die Erweiterung des Labors und die Fortsetzung „normaler Arbeitsverhältnisse" nach dem Kriege. Reichling führte auch Fortbildungsveranstaltungen für niedergelassene Augenärzte der Region durch und zwar ein bis zwei Mal jährlich.[212]

Ein überragender Operateur war Reichling nicht. Zur Erleichterung von operativen Eingriffen kreierte er ein „Stabohr" für den Ausstich von gebogenen Operationsnadeln.[213] In diesem Zusammenhang ist eine Zeitungsnotiz aus Anlass der Vollendung des 75. Lebensjahres Reichlings interessant. Hier heißt es: „Der geborene Kölner wollte ursprünglich Musik studieren; eine Kriegsverletzung an der Hand machte einen Strich durch alle Rechnungen".

Die Musik blieb die große Leidenschaft Reichlings. In Berlin gründete er 1927 den Reichling-Chor. 1951 fand sich unter dem gleichen Namen auch in Würzburg ein Chor zusammen. Nach kleineren Auftritten wurde 1955/56 die Matthäus-Passion von Bach und 1958 dessen h-moll-Messe dargeboten.[214] Auch beim Stiftungsfest der Universität, Tagungen der Bayerischen Augenärzte und der 100-Jahr Feier der DOG in Heidelberg wurde der Chor eingesetzt.[215]

Selbst bei seinen Mitarbeitern legte er Wert auf Gesangskünste: „Es heißt, mit den sich an seiner Klinik um eine Assistentenstelle Bewerbenden habe er keine Gespräche geführt; sie mussten ihm vielmehr etwas vorsingen, und die Qualität ihres Stimm-Materials habe über ihre Einstellung entschieden. So habe er in seinem Chor stets frische unverbrauchte Stimmen gehabt. Die Bach-Kenner hätten gesagt, er sei ein guter Ophthalmologe, die Ophthalmologen hingegen hätten ihn als hervorragenden Bachexperten und Chordirigenten gepriesen."[216]

In einem Kondolenzschreiben des Prorektors der Universität Basel F. Rintelen aus Anlass des Todes Reichlings schreibt dieser: „Mir persönlich war Walther Reichling als ein origineller, mutig eigene Wege suchender und findiger Ophthalmologe hoher kultivierter Prägung wohl bekannt. Der Reichling-Chor ist etwas ganz Besonderes unter seiner Stabführung geworden. Es ist erfreulich, dass es noch Aerzte gibt, die solche Möglichkeiten sehen und realisieren."[217]

Die Universitäts-Augenklinik in der Josef-Schneider-Straße

Die Klinik am Röntgenring entsprach sechzig Jahre nach ihrer Errichtung nicht mehr den modernen Anforderungen. Die Planungen für einen Neubau fallen noch in die Amtszeit Reichlings, Bau und Fertigstellung in die von Leydhecker. Aus Anlass des Umzuges der Augenklinik vom Röntgenring in das neu erbaute Kopfklinikum 1970 wurde die Dissertation von Heinz Fischer „Die Geschichte der Augenklinik zu Würzburg" etwas überarbeitet und um den Beitrag von Baudirektor Karl Diller und Wolfgang Leydhecker über „Die neue Universitäts-Augenklinik in Würzburg" ergänzt. Seine Darstellung gibt ein anschauliches Bild: „Die neue Augenklinik der Universität Würzburg bildet mit drei weiteren Kliniken, der HNO-, Neurochirurgischen und Neurologischen Universitätsklinik die 'Kopfklinik'.

Als Gesamtbaukosten wurden 1963 rund 63 Millionen DM genehmigt; sie betrugen für den 1. Bauabschnitt (HNO-Klinik und Augenklinik) 39 900 000.- DM. Nach einem Ideenwettbewerb unter der Beteiligung von sieben namhaften Architektengruppen, deren eingereichte Arbeiten ein außerordentliches Niveau zeigten, wurde 1963 der Entwurf der Architekten H. v. Werz und J. Ch. Ottow aus München vom Universitätsbauamt ausgewählt und von der obersten Baubehörde genehmigt.

Am 1. August 1965 wurde der Grundstein für die Kopfklinik gelegt, am 1. 3. 1966 mit dem Bau begonnen. Nach einer Bauzeit von etwas über vier Jahren zog die HNO-Klinik am 6. 7. 1970 ein, die Augenklinik am 5. 10. 1970.

Der erste Bauabschnitt besteht aus diesen beiden Kliniken, die in einem gemeinsamen Gebäude untergebracht sind. Der zweite Bauabschnitt besteht aus der Neurologischen und der Neurochirurgischen Klinik, die gleichfalls ein gemeinsames Gebäude bewohnen. In jedem der beiden Gebäude gibt es gemeinsame Abteilungen und Einrichtungen, außerdem auch für alle vier Kliniken gemeinsame Anlagen. Durch diese Zusammenfassung und durch die Nachbarschaft werden ein Optimum an ärztlicher Koordination erzielt, kurze Wege und eine hohe Wirtschaftlichkeit.

Gemeinsame Einrichtungen von Augenklinik und HNO-Klinik

Die Augenklinik hat eine in sich geschlossene Operationsabteilung, die der Operationsabteilung der HNO-Klinik benachbart ist und drei Operationsräume mit Nebenräumen enthält: Waschräume, Vorbereitungsraum, ein Zimmer für Dunkeluntersuchungen, Instrumentensterilisation, Diktatkabinen, Spülraum, Umkleideräume für Ärzte und Schwestern sowie Duschen. Auch ein Aufenthalts- und Imbißraum sind vorhanden, ferner ein Raum für die Anästhesisten und ein Aufwach- und Überwachungsraum für die meist in Intubationsnarkose operierten Kranken. Durch Einbahnstraßen für den Antransport der Kranken und den Abtransport zur Station nach der Operation, durch Wände aus Edelstahl und durch UV-Strahler ist Infektionen vorgebeugt. Die Instrumente werden gassterilisiert. In der Poliklinik gibt es einen weiteren Operationsraum für kleinere oder septische Eingriffe, im Labortrakt einen Tier-Operationsraum, die alle mit Operationsmikroskopen und Narkosegeräten ausgerüstet sind.

Für den Lehrbetrieb gibt es einen gemeinsamen Hörsaal mit 150 Sitzen für Augen- und HNO-Klinik. Er ist in einem eigenen Baukörper mit gesondertem Zugang für Studenten untergebracht, hat aber auch einen unmittelbaren Zugang aus den Behandlungsräumen zur Vorstellung von Patienten. Außer dem Hörsaal sind für den Lehrbetrieb Räume vorhanden, in denen Kranke warten und von Studenten untersucht werden können, mehrere Kurssäle sowie zwei Studentenarbeitsräume.

Gemeinsam für Ärzte und Personal der Augen- und HNO-Klinik sind Räume für den Aufenthalt, zum Umkleiden des Personals, ein Ärztekasino und Räume für Nachtdienst-Bereitschaft. Die Betten aller Kliniken werden im Erdgeschoß in einer Zentrale desinfiziert. Eine Isotopenabteilung sowie eine Datenverarbeitungsanlage (Computer) ist allen Kliniken gemeinsam, außerdem ein Krankenblattarchiv, Lagerräume, eine Wäschesammlung, Abfallsammlung und sonstige technische Einrichtungen wie Verteiler, Umformerzentrale,

Starkstrom- und Schwachstromverteilung, Notstromaggregat, Klimaanlage, zentrale Gasversorgung, Telefonnetz und Rohrpost. Die gemeinsamen Abteilungen sind 2227 qm groß, die HNO-Klinik 4969 qm, die Augenklinik 3785 qm.

Die Speisen werden von der Zentralküche des gegenüberliegenden Luitpoldkrankenhauses mittels eines Tablettsystems gebracht, das die Speisen portioniert und mit einem Heizstein warm hält. Ein Umladen in der Stationsküche ist deshalb nicht notwendig.

Der Bau und seine Lage

Bautechnisch handelt es sich um eine Konstruktion, die ein Mischsystem zwischen Ortbeton und Fertigbauweise darstellt, wobei eine Genauigkeit von 5 mm angestrebt wurde. Im gesamten Bau sind keine Putzflächen vorhanden, sondern holzverkleidete Flächen und gestrichene Betonflächen als Ansichtsseite. Es ist ein Teilmontagebau, der auf eine Maßeinheit von 1,33 m bezogen ist und dadurch eine Vorfabrikation ermöglichte. Die dunkelbraun getönten Keramikplatten, die hellen Flächen aus Waschbeton und ausgebrochenem Quarzit aus dem Bayerischen Wald, zusammen mit dem weißen Zement, passen gut in die Weinlandschaft Würzburgs. Das Gebäude ist genau nach Süden gerichtet. Zum Schutz vor direkter Sonneneinstrahlung wurden weiße Betonraster vor die Fassade gesetzt. Nach Westen zu liegen keine Krankenzimmer, weil hier ein Schutz vor der tiefstehenden Sonne schlecht möglich gewesen wäre.

Die Kopfklinik liegt höher als die Stadt Würzburg, so daß das im Sommer schwüle Klima des Talkessels sich hier nicht auswirkt. Durch die großen Fenster hat der Kranke von der hochgelegenen Klinik einen herrlichen Blick über Tal und Fluß.

Die Augenklinik

Das Zurechtfinden des Augenkranken ist einfach. Vom Haupteingang aus gelangt er nach rechts in die Augen-Poliklinik. Sie enthält Schreibzimmer, Wartezimmer, Arztzimmer sowie Räume für die Untersuchung des Auges im Hellen und Dunklen, für die Behandlung äußerer Augenleiden, die Gesichtsfeldprüfung, die Röntgenabteilung sowie besondere Räume für Fotografie der Netzhaut, Angiografie, Elektrotonografie und andere Spezialuntersuchungen. Unmittelbar neben der Röntgenabteilung liegt auch der poliklinische Operationssaal für frisch Verletzte sowie für kleinere Eingriffe.

Die Augenklinik

Vom Haupteingang nach links, nach Westen, gelangt der Kranke zu den Untersuchungs- und Behandlungsräumen des Direktors, zur Sehschule für die Beseitigung der Schwachsichtigkeit und Übung der Zusammenarbeit beider Augen. Hier sind auch die Räume der Oberschwester, der Oberärzte, ein Konferenzzimmer, die Bibliothek und Schreibzimmer.

Im gleichen Geschoß, weiter hinten liegen die Foto-Abteilung, die Laboratorien für Histologie, für chemische Untersuchungen, Elektrophysiologie des Auges, die Abteilung für Optik und für Haftschalen, die tierexperimentelle Abteilung und die vom Lionsklub Würzburg-West ins Leben gerufene Augenbank, wo menschliche Augen freiwilliger Spender nach deren Ableben zur Hornhautüberpflanzung für unsere Kranken aufbereitet und konserviert werden. Im zweiten Geschoß befinden sich die Operations-Abteilungen der Augenklinik und Hals-Nasen-Ohren-Klinik, darüber in mehreren Geschoßen die Bettenabteilung. Die Augenklinik hat insgesamt 100 Betten, 32 für Männer, 32 für Frauen, 21 für Kinder und insgesamt 15 für Patienten der 1. und 2. Pflegeklasse. Je Zimmer der Allgemeinstation sind höchstens drei Patienten untergebracht. Für jedes Zimmer gibt es eine gemeinsame Waschgelegenheit und ein WC, zusätzlich für jede Station ein Bad, einen Aufenthaltsraum für Raucher, einen für Nichtraucher, sowie ein Eßzimmer. Jede Station hat außerdem ein Schwesterzimmer, ein Arztzimmer sowie ein volleingerichtetes Untersuchungszimmer für stationäre Patienten, so daß der Kranke nicht wie früher den beschwerlichen Weg in die Poliklinik zurücklegen muß, um untersucht zu werden, ferner einen Raum, in dem Studenten (meist in ihren letzten Semestern vor dem Staatsexamen) am Kranken unterrichtet werden. Über jedem Bett ist ein Anschluß für Sauerstoff, Vakuum und Druckluft vorhanden, außerdem elektrische Anschlüsse für Augenspiegel. Der Patient kann mit einer Sprechanlage jederzeit die Stationsschwester erreichen.

Von den 3785 qm der Augenklinik gehören zum Pflegebereich 1997 qm, zur Poliklinik 504 qm (ohne Sehschule), zu den Laboratorien 497 qm. Die Einrichtung der Klinik mit Untersuchungs- und Behandlungsgeräten besteht aus dem Modernsten und Besten, das derzeit zu haben ist. Für die Modernisierung der Einrichtung wurden 3 500 000 DM aufgewandt. Wir hoffen, daß mit dieser neuen Klinik und mit der Möglichkeit der Zusammenarbeit mit den anderen Kliniken des Kopfklinikums das Beste und Menschenmögliche getan wurde, um unseren Kranken zu helfen. Wir vertrauen darauf, daß die großzügige Hilfe des Staates, die Stiftungen des Lionsklubs und anderer Geldgeber, die außerordentliche Mühe aller am Bau beteiligten und die beratenden Planungsarbeiten der Ärzte den Erfolg haben werden, unseren Patienten die bestmögliche Hilfe zu bringen."[218]

Wolfgang Leydhecker

Nachfolger Reichlings als ordentlicher Professor wurde mit Wirkung vom 1. November 1964 Wolfgang Leydhecker, der zuvor als Oberarzt und apl. Professor der Universität Bonn tätig war.[219]

Lebenserinnerungen einer zu beschreibenden Person sind oft ergiebiger als allzu glorifizierende Nekrologe. So geben Leydheckers Lebenserinnerungen aufschlussreiche Einblicke in das Leben und die Gedankenwelt des achten Ordinarius für Augenheilkunde an der Alma mater Julia und, vor allem, in die Würzburger Augenheilkunde in der Mitte der zweiten Hälfte des 20. Jahrhunderts. Leydhecker berichtete über seine Anfangsaktivitäten zur Erlangung des Würzburger Lehrstuhls: „Im Februar 1962 wurde der Würzburger Lehrstuhl frei. Ich sagte meinem Chef, ich wolle mich jetzt in freier Praxis niederlassen, wenn er mich auch diesmal nicht vorschlägt. Er tat es. Eine nervenzermürbende Wartezeit begann für mich. Die Würzburger Fakultät setzte auf die erste Liste Ordinarien".[220]

Die drei auf der Liste vorgeschlagenen Ordinarien sagten ab. Auf der zweiten Vorschlagsliste standen die Ordinarien Meyer-Schwickerath, Essen, und Pau, Düsseldorf – tertio loco Leydhecker. Angeblich wurde dann sogar noch im Herbst 1963 eine dritte Vorschlagsliste aufgestellt.

Aber Leydhecker konnte sich bekanntlich durchsetzen – am 12. August 1964 erhielt er den Ruf nach Würzburg.[221] Leydhecker hatte übrigens seine augenärztliche Ausbildung in Frankfurt bei R. Thiel begonnen,[222] der lange Zeit als Wunschkandidat der Medizinischen Fakultät für die Wiederbesetzung des Lehrstuhls nach dem Krieg im Vorschlag stand.

So wie seinerzeit von Michel die Zustände der ersten Klinik als ungenügend empfand, ging es wohl auch Leydhecker bei seinem Amtsantritt. In einem anderen Zusammenhang sprach er von „der bisher provinziellen und veralteten Art der Augenheilkunde in Würzburg."[223]

Die Zustände an der Klinik beurteilte Leydhecker bei seinem Amtsantritt als ungenügend. Abgesehen von den ersten

Leydheckers Protest gegen die massiven Kürzungen am Kostenvoranschlag für die neue Kopfklinik (1968)

UNIVERSITÄTS-AUGENKLINIK WÜRZBURG

hier: Kostenvoranschlag für die Ausstattung der Kopfklinik.

Vorwort

Nachfolgend übergebe ich unter Protest und Anmeldung erheblicher Bedenken das Einrichtungsprogramm für die neue Klinik. Unter dem Gesichtspunkt solch drastischer Kürzungen, wie sie diesem Kostenvoranschlag zu Grunde gelegt wurden, kann diese Klinik kaum funktionsfähig sein. Sie wird den einfachen Anforderungen auch nach Jahren noch nicht genügen, weil es unmöglich sein wird, aus dem Normal-Haushalt so viele Mittel herauszuwirtschaften, daß ein Fehlbetrag von ca. 2.983.000.– gedeckt werden kann:

Ursprünglicher Kostenanschlag:	5623.000.– DM *
Gekürzt auf 40 v. H.	ca. 2.640.000.–DM **
Mithin Fehlbetrag:	2.983.000.– DM

==

Ich habe die Kürzung des gesamten Voranschlages so veranlaßt, daß zu erkennen ist, wie die einzelnen Räume ausgestattet sein müßten, um sie funktionsfähig zu gestalten. (** = in der Betragsspalte bedeutet, daß der ursprünglich vorgesehene Betrag der Kürzung zum Opfer fiel). Ich darf hierbei feststellen, daß der ursprüngliche Einrichtungsplan gewissenhaft aufgestellt wurde. Unter Berücksichtigung d e r Sach- und Ausstattungsgegenstände, die bereits vorhanden sind und auf alle Fälle auch in die neue Klinik mitgenommen werden, wurde nur das Notwendigste zusätzlich erfaßt. Eine Kürzung von mehr als 50 v.H. des ursprünglichen Ansatzes bedeutet in der Praxis, daß mehr als die Hälfte aller Räume leer bleiben müssen, um die anderen so gestalten und ausstatten zu können, daß sie funktionsfähig sind. Es ist verwunderlich, daß auf der einen Seite ein modernes Klinikum gebaut wird und hierfür weder Arbeit noch Aufwand gescheut werden, auf der anderen Seite jedoch festgestellt wird, daß im Zuge allgemeiner Sparmaßnahmen nur ein Bruchteil für die Ausstattung bereitgestellt werden kann.

Bei der Planung eines solchen Hauses hätte man doch berücksichtigen müssen, daß seine Konzeption auch eine entsprechende Inn[en]ausstattung erfordert. Bei einer Kürzung von 60 v.H. kann für die Innenausstattung überhaupt keine Richtlinie darüber geschaffen werden, wie eine Abteilung sinnvoll und zweckentsprechend auszustatten ist. Bei endgültiger Mittelzuteilung wird ein neuer Verteilungsschlüssel aufzustellen sein, auf Grund dessen, nach Dringlichkeitsstufen geordnet, die Mittel zu verwenden sind. Ich müßte daher bitten, daß mit der Mittelzuweisung die Genehmigung ausgesprochen wird, daß eine Bindung an die Position des Voranschlages aufgehoben und es dem Ermessen der Klinikleitung unterstellt wird, im Rahmen der Sparsamkeit, Wirtschaftlichkeit und Notwendigkeit die zugewiesenen Mittel einzusetzen.

Würzburg, den 15 Mai 1968
(Prof. Dr. W. Leydhecker)
Direktor der Klinik

Eindrücken des Gebäudes zeigte er sich überrascht, dass nicht einmal der Perimeter in der Poliklinik angewandt werde: „Die Ausrüstung der Poliklinik erregte mein Staunen. Es gab ein historisches Bogenperimeter aus dem vorigen Jahrhundert, an dem die Außengrenzen des Gesichtsfeldes von einer Krankenschwester mit Wattebäuschchen geprüft wurden, eine seit dem vorigen Jahrhundert antiquierte Methode, die sehr ungenau ist. Außerdem gab es ein geheimnisvolles, sorgfaltig eingepacktes Gerät, mit dem noch nie jemand gearbeitet hatte: ein Goldmann-Perimeter. Dieses Gerät zur Gesichtsfeldprüfung ist zwar seit den vierziger Jahren allgemein in allen Kliniken in Gebrauch. Inzwischen schrieb man 1964, aber in Würzburg war die Zeit wohl stehengeblieben."[224]

Über den Operationssaal äußerte er sich ironisch: „Auch der Operationssaal im ersten Stock war erstaunlich. Man betrat ihn ohne Schleuse unmittelbar vom Flur aus. Auf der anderen Seite des Flurs waren die Küche und das einzige WC der Frauenstation und der Privatstation, direkt nebeneinander Einfuhr und Ausfuhr. Das WC wirkte historisch und roch auch so. Im OP war die Dampfsterilisation untergebracht, damit einem im tropenähnlichen Würzburger Sommer nicht zu kalt würde."[225]

Seine erste Operation in Würzburg beschrieb Leydhecker wie folgt: „Operiert wurde bisher im Stehen. Ich operierte im

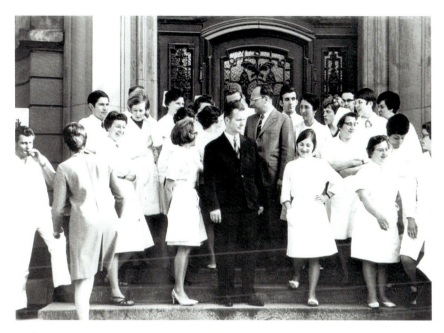

Abb. V.8: Aufnahme von Prof. Dr. med. Leydhecker am Tag seiner Antrittsvorlesung mit den Schwestern der Augenklinik am Röntgenring

Sitzen mit Lupenbrille, weil kein Mikroskop vorhanden war. Über die Lupenbrille staunten die Assistenten und vermuteten, der neue Chef sei schwachsichtig. Ich bekam aber den Stoßseufzer der alten Operationsschwester berichtet, die nach dem ersten Eingriff sagte: ‚Gott sei Dank! Operieren kann er.'"226

Leydhecker war auch von den Kenntnissen und Fähigkeiten der in und um Würzburg niedergelassenen Ophthalmologen nicht begeistert: „Schon zwei Monate nach meinem Dienstantritt haben wir den ersten Fortbildungskurs für Augenärzte veranstaltet, weil ich aus den Überweisungsbriefen der damals in Würzburg und Umgebung niedergelassenen Augenärzte den Eindruck gewann, daß auch bei ihnen die Ophthalmologie reformbedürftig sei."227

Wissenschaftlicher Schwerpunkt Leydheckers war die Glaukomforschung. Angeregt zur Beschäftigung mit diesem Thema wurde Leydhecker durch seine Tätigkeit am Institute of Ophthalmology in London bei dem legendären Sir Stewart Duke-Elder.228 Daraus erwuchs auch das Thema seiner Habilitationsarbeit: „Die Frühdiagnose des Glaukoms". Leydhecker wurde durch seine Veröffentlichungen zur Glaukomforschung international bekannt, insbesondere durch sein 1960 entstandenes „Handbuch des Glaukoms"[229] Und die Würzburger Universitäts-Augenklinik wurde unter Leydheckers Leitung zu einem Zentrum der Glaukomforschung und –therapie. Leydhecker galt als der „Glaukom-Papst". Er führte internationale Glaukomkongresse in Würzburg durch[230] und war Mitbegründer der European Glaucoma Society und der Glaucoma Society of the International Congress of Ophthalmology.[231]

Manche Leser, die keinen Bezug zum Frankenwein beziehungsweise den fränkischen Weinbau haben, werden kaum die Freude über die Erkenntnisse aus der Habilitationsarbeit von Oberarzt Ricklefs verstehen, der über die Augendruck senkende Wirkung von Alkohol bei Glaukom arbeitete. Leydhecker schreibt in seinen Erinnerungen hierzu:

„An der Klinik war nur ein einziger wissenschaftlich interessierter Mitarbeiter, der Oberarzt Ricklefs, der aufblühte, als ich ihm sagte, natürlich wolle ich seine Habilitation unterstützen. Er stürzte sich nun begeistert in diese Arbeit, die dem Einfluß von Alkohol auf den Augeninnendruck galt. Bisher hatte man immer geglaubt, den Glaukomkranken Alkohol verbieten zu müssen. Ricklefs sah zu seinem Entsetzen, daß bei Glaukomkranken der Klinik sich zahlreiche Bierflaschen hinter dem Stuhl ansammelten, wenn sie ein Fußball-Länderspiel im Fernsehen betrachteten. Er maß darauf den Augeninnendruck bei diesen Patienten und fand ihn wunderbarerweise niedriger als sonst. Diese Erfahrung hat er mit anderen Formen des Alkohols, Wein, Sekt, Whisky, Weinbrand, geprüft und immer wieder bestätigt, daß Alkohol in jeder Form den Augeninnendruck senkt, was bei Augengesunden einerlei und bei Glaukomkranken sehr erwünscht ist. Diese Untersuchungen wurden später in Amerika von Grant nachgeprüft und bestätigt, wobei er die Arbeiten von Ricklefs erwähnte.

Seit dieser Zeit ist in der amerikanischen Literatur Grant und nicht etwa Ricklefs der Entdecker der Augeninnendrucksenkung durch Alkohol bei Glaukom. Meine deutschen Fachkollegen reagierten zurückhaltend. Die Entdeckung wurde beharrlich totgeschwiegen, obgleich Ricklefs allein und auch mit mir dem Phänomen in wissenschaftlichen Veröffentlichungen weiter nachging und später mitteilte, daß sogar ein akuter Glaukomanfall mit Augeninnendruck-Werten über sechzig mm Hg (nor-

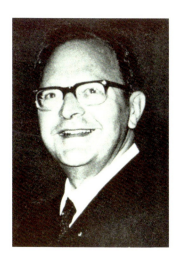

Abb. V.9: Wolfgang Leydhecker

mal: bis einundzwanzig mm Hg) allein durch Alkoholtrinken beseitigt werden kann.

Die Wirkung von Alkohol wurde in anderen Kliniken nicht nachgeprüft, die Therapie in Lehrbüchern nicht erwähnt."[232] Die für diese gewonnen Erkenntnisse durchgeführten Untersuchungen waren – zumindest für die Patienten – offenbar recht belustigend. Die Patienten wurden mit Wein und Schnaps versorgt. Die Mitarbeiter der Beschaffungsstelle staunten nicht wenig, als für die Untersuchungszwecke offiziell alkoholische Getränke geordert wurden.[233]

Auch in der regionalen Presse wurde über die gewonnenen Erkenntnisse berichtet. Das *Main-Echo* titelte seinen Beitrag mit den Worten: „Bei ‚Grünem Star' zur Flasche greifen. Oberarzt Ricklefs von der Universitäts-Augenklinik Würzburg widerlegt alte Schulmeinung".[234]

Leydhecker äußerte sich in seinen Memoiren auch über die Studentenunruhen, die in seine Amtszeit fielen: „Die Jahre nach 1968 waren verwirrend für mich. Es gab Studentenunruhen ... in jeder deutschen Universität."[235] Die tiefe Abneigung Leydheckers gegen diesen „Murks aus Max und Marx"[236] ist bei seinen Ausführungen nicht zu übersehen, auch wenn es in Würzburg in der Augenheilkunde „keine wirklichen Randale" gab.[237]

In die Amtszeit von Leydhecker fallen, wie erwähnt, Bau und Umzug in das neue „Kopfklinikum". 1970 fand die Einweihung im Rahmen eines Kongresses mit dem Thema „Augenkliniken heute und morgen" statt. Die Eröffnungsansprache zeigt deutlich Leydheckers Einstellung zu der damaligen gesellschaftlichen Lage:[238] „Zur Einweihung der Universitäts-Augenklinik veranstaltete ich einen Kongreß mit dem Thema ‚Augenkliniken heute und morgen'. Die Vorträge sind in Documenta Ophthalmologica, Band 33 (1972) veröffentlicht. Zur Eröffnung dieses Kongresses hielt ich die einzige gesellschaftspolitische Rede meines Lebens, die mir heute (1992) wegen der Kritik an der damaligen Entwicklung interessant erscheint; so pessimistisch wie meine Rede es zeigt, war die Stimmung bei deutschen Professoren vor zwanzig Jahren. Damals hatte ich Bedenken wegen der allzu deutlichen Sprache.

In Bremen hätte man mir sicher die Fensterscheiben des Wohnhauses eingeworfen und an meinem Auto die Reifen durchstochen. Es ist der einzige Beitrag des Heftes mit dem Kongreßbericht, den ich in deutsch und englisch drucken ließ, um ihm eine breitere Wirkung zu sichern. Vermutlich hatte er überhaupt keine Wirkung. Die Eröffnungsansprache lasse ich hier folgen:

‚Vor siebzig Jahren wurde die Universitäts-Augenklinik am Röntgenring eröffnet. Das damals aufgenommene Foto der Feier zeigt uns würdige Herren, die selbstsicher und geruhsam wirken. Damals, so scheint dieses Bild uns zu zeigen, bestand die Universität aus angesehenen und etwas zu dicken Professoren. Die Studenten tranken vielleicht zuviel, sehen aber gleichfalls edel, brav und lernbegierig aus. Aber täuschen wir uns nicht über die Vergangenheit? Les vrais paradis sont les paradis, qu'on a perdus, meint Proust. War es ein Paradies, war es nicht vielmehr eine Zeit des hysterischen Nationalismus, des hohlen Pathos und der Doppelmoral? War es nicht die Zeit der Untertanen und der aufgeblasenen Reserveleutnants, die auch dem falschen Hauptmann von Köpenick gehorchten?

Auch damals ging ein Teil der Jugend aus der Gesellschaft hinaus und wanderte mit der Zupfgeige, wie die Beatmusik damals hieß, als romantisierende Nachfahren Rousseau's in die Natur. Die russische und die deutsche Revolution bereiteten sich vor. Dreizehn Jahre später brach mit dem Kriegsbeginn diese Welt zusammen.

Heute weihen wir wieder eine Klinik ein und stehen in stürmischer Zeit, vielleicht wieder am Ende einer Epoche. Die Universitäten haben sich nicht rasch genug der stürmisch wachsenden Studentenzahl angepaßt, die Lehrmethoden und das Wissen waren nicht immer auf die Praxis bezogen. Das wurde den Or-

Wolfgang Leydhecker (1919–1995)

Wolfgang Leydhecker wurde am 3. Mai 1919 in Darmstadt als Sohn des praktischen Arztes Otto Leydhecker und seiner Frau Elisabeth, geb. Sternfeld geboren. Nach der Reifeprüfung am Humanistischen Ludwig-Georgs-Gymnasium in Darmstadt folgten Reichsarbeits- und Wehrdienst.

Von 1939 bis 1944 studierte er Medizin in München, Budapest, Innsbruck, Prag, Berlin und Frankfurt am Main und besuchte daneben Vorlesungen und Seminare über Kunstgeschichte, Psychologie und Philosophie. Er war vorübergehend an der Front in Russland, durfte aber bald weiter studieren. Nach seiner Promotion im Jahr 1944 arbeitete er als Assistent und war vorübergehend auch Gastarzt an der Univ.-Augenklinik Oxford und bei Sir Stewart Duke-Elder am Institute of Ophthalmology der University of London. 1952 habilitierte er sich mit einer Arbeit zum Glaukom für das Fach „Augenheilkunde" in Mainz, wechselte dann aber 1953 an die Univ.-Augenklinik Bonn, wo er bis zu seiner Berufung nach Würzburg tätig war. 1987 wurde er emeritiert. 1995 verstarb er in Würzburg.

Leydhecker galt als „Glaukompapst" und verhalf der Würzburger Universitäts-Augenklinik nach dem Kriege zu internationalem Ansehen. Er gründete die erste Augenbank Europas, war Vorstandsvorsitzender und später Ehrenmitglied des Komitees der Bundesrepublik Deutschland zur Verhütung von Blindheit, Gründungspräsident und später Ehrenmitglied der Glaucoma Society of the International Congress of Ophthalmology, einer internationalen Vereinigung prominenter Glaukomforscher sowie Gründungspräsident und später Ehrenpräsident der European Glaucoma Society. Er wurde unter anderem mit der Ehrendoktorwürde der Universität Asunción/Paraguay und dem Bundesverdienstkreuz 1. Klasse ausgezeichnet. Sein schriftstellerisches Werk umfasst über 350 wissenschaftliche Publikationen und 9 Fachbücher, sowie die Herausgabe oder Mitherausgabe von 9 weiteren Fachbüchern. Sein Lehrbuch der Augenheilkunde erlebte unter ihm 24 Auflagen. Eine 25. verfasste er gemeinsam mit Franz Grehn, der es seither allein fortführt. Ein bequemer und einfacher Verhandlungspartner war er wohl nicht immer; aber er konnte es sich bei seinem überragenden Können und Ansehen leisten, nicht immer liebenswürdig aufzutreten. Zwar gefiel ihm 1965 anlässlich einer Amerika-Reise der dortige ungezwungene und freie Umgangston zwischen Assistenten, Professoren und Studenten, aber das Gebaren der Vertreter der 1968er-Generation an seiner Universität überstieg dann offensichtlich doch seine Toleranzgrenze. Neben seiner beruflichen Tätigkeit widmete er sich der Musik, dem Wandern, der Zen-Philosophie, der Fotografie und der Gartenarchitektur und veranstaltete Hauskonzerte.[239]

Frank Krogmann

dinarien als Schuld angekreidet, obgleich die Verantwortung für die Misere der überfüllten Hörsäle und die ungenügende Zahl von Hochschullehrern nicht bei diesen liegt, sondern bei den Politikern und bei den Ministerien. Viele andere Hochschulfragen waren reformbedürftig. Inzwischen haben die letzten Jahre unter dem Vorwand der Reform an manchen Orten Lehren und Lernen viel ärger verhindert, als dies je zuvor durch überlieferte Mißstände der Fall war.

Die Universität wurde politisiert und zu einem unsinnigen Modell eines Ständestaates pervertiert. Forschern werden politische Aufgaben zugeschanzt, für die sie keine Begabung, keine Berufung und wenig Interesse haben. Wissenschaftliche Leistung und Arbeit sind weniger wichtig als politisches Phrasendreschen und endlose Sitzungen. Der Professortitel war einst eine hohe Auszeichnung, heute ist er entwertet, weil er ohne bedeutenden Leistungsnachweis jungen Leuten in Massen nachgeworfen wird.

Zugleich wird der Ordinarius zum viel geschmähten Prügelknaben der Nation, der Kliniksdirektor zur Zielscheibe von Neid. Er soll in Zukunft nicht weniger arbeiten, aber weniger Einfluß und weniger Einkommen haben. Ich bezweifle, ob unter diesen Umständen die bisher begehrten und geachteten Stellen noch anziehend sind für eine Auswahl der Besten ihres Faches.

Überlieferte Formen wurden in der Universität zerschlagen, ohne bessere zu schaffen. Anfangs waren es Schwarmgeister, APO-Anarchisten, die Arroganz und Rechthaberei unserer Großväter mit dem radikalen Extremismus unserer Vätergeneration vereinten. Auch sie träumten von der Tugend und einer utopischen besseren Welt wie einst die Wandervögel, aber sie wollten sie mit Gewalt schaffen, wie Robespierre, und ihre Heiligen hießen Mao und Che Guevara, von deren Realität sie wenig wußten.

Diese Beat statt Klampfe spielenden Spätromantiker wurden inzwischen abgelöst durch ideologisch und dialektisch geschulte Kommunisten. Ihre Machtergreifung geschieht lautloser und ist viel gefährlicher als der bisherige Radau.

Selbst unter gut informierten Beobachtern der Universität gibt es viele, die wegen der relativen Lautlosigkeit des gegenwärtigen Machtwechsels wähnen, das Pendel sei am Umschwingen, die Ruhe kehre wieder. Sie mögen sich nicht täuschen. Die Methoden und Tendenzen sind die gleichen in Santiago wie in Berkeley, in Tokio, Istambul [sic!] und Berlin.

Der Vorabend des Dienstantrittes eines neuen Klinikchefs, aus der Sicht seiner Mitarbeiter

Morgen wird der neue Klinikchef seinen Dienst antreten. Wir kennen ihn noch nicht. Die Mitarbeiter, einige Schwestern, die Assistenzärzte, das Laborpersonal sitzen nach Dienstschluss im klinischen Labor zusammen. Natürlich spricht man über die neuen Ereignisse, der alte Klinikchef hat sich jetzt schon über zwei Jahre selbst vertreten. Ein neuer Schwung muss her. Wie wird der Neue sein? Inzwischen ist es dunkel, draußen hört man Schritte und die Labortür geht auf. Hier steht ein Mann in Lederhose, hat er sich verirrt? Die Laborantin ergreift beherzt das Wort: „Mein Herr Sie haben sich verlaufen, die Station ist einen Stock höher, dort hinten ist die Treppe" sagt sie, denn die Kleidung des Patienten lässt darauf schließen, dass er ein herumirrender Patient war.

Die Antwort: „Meine Dame, Sie irren sich, ich bin Ihr neuer Klinikchef". Prof. Leydhecker liebte das Wandern. Er hat sich seiner fränkisch-bayerischen Heimat hierbei auch durch seine Kleidung angepasst: Häufig trug er Lederhosen, wenn er am Wochenende längere Wanderungen unternahm. Es entsprach sicherlich seinem provokanten Witz, dass er sich in diesem Aufzug erstmals am Vorabend seines Dienstantrittes in der Klinik zeigte.

1964 erlebt und nun berichtet von
Zeljko Duzanec

Das Umfunktionieren der Universität von einer entpolitisierten Stätte der Forschung in einen politischen Kampfplatz, in eine rote Kaderschmiede, ist der Hebel zur Revolution unserer Gesellschaft. Wir leben bereits mitten in dieser Revolution. Der kommunistische Spartakus und der von ihm mitgelenkte sozialdemokratische Hochschulbund beherrschen die Studentenparlamente in Bochum, Bonn, Göttingen, Freiburg, Hamburg und Marburg. Eine politisch extreme Minderheit terrorisiert in einigen Städten wesentliche Teile des Universitätsbetriebes.

Nur Marxisten können mit einem Ruf rechnen. Die bisherigen geistigen Träger der Universität finden dort keine Rückendeckung bei Rektorat, Senat oder Ministerium.

Viele der verantwortlichen Politiker in anderen Ländern Deutschlands lassen die Entwicklung laufen, ja sie unterstützen den Verfall auf medizinischem Gebiet noch durch die ministerielle Demontage der Klinikstruktur. Der Bundestag ist schlecht besucht, wenn über die Universitäten debattiert wird. Die Berichterstattung in Fernsehen und Presse sympathisierte oft genug mit den linksradikalen Studenten.

Mit Seelenruhe schaut unsere Gesellschaft der Anarchie in den Universitäten zu und beschwichtigt den, der warnt, mit dummfaulen Wunschvorstellungen, wie z.B. daß der junge Revolutionär sein rotes Gewissen beruhigen werde, wenn er erst etabliert sei, und die deutschen Arbeiter seien kommunistischen Parolen nicht zugänglich. Diese Beschwichtiger vergessen, daß ihre Kinder jetzt oder sehr bald schon von kommunistisch indoctrinierten Lehrern unterrichtet werden.

Bei diesem stürmischen Wandel der letzten Jahre ist es kein Wunder, daß die wissenschaftlich Begabtesten unseres Nachwuchses von der Universitätslaufbahn nicht mehr angelockt werden. Die Universität ist nicht mehr die erstrebenswerte Arbeitsstätte der Hochbegabten. Allein auf unserem kleinen Gebiet der Augenheilkunde kenne ich zahlreiche Fälle der letzten zehn Monate, in denen qualifizierter Nachwuchs den angebotenen Lehrstuhl ablehnte und lieber an eine städtische Klinik ging.

Hervorragende Doktoranden antworten mir, früher habe die Universität einmal eine verlockende Laufbahn geboten, heute und erst recht unter den künftigen Bedingungen zögen sie die Praxis vor. Dies ist eine ungeheure Gefahr für unsere Gesellschaft.

Wenn der geistige Arbeiter nicht mehr geachtet wird, sind wir auf dem Weg, wieder eine Nation von Dummköpfen zu werden. Ich sage "wieder", denn es erinnert so vieles an die braune Verdummung im Dritten Reich, als Goebbels den Begriff 'intellektuell' zum Schimpfwort erniedrigte. Heute werden Begriffe wie Elite und Leistung so degradiert. Im Dritten Reich wurde zuerst das Parteibuch, danach erst das Können gefragt. Heute gilt es Marxist zu sein, heute sind die Nazis rot.

So feiern wir die Klinikseröffnung etwas beklommen. Das Thema ‚Augenheilkunde heute und morgen' weist nicht so recht fröhlich in die Zukunft, obgleich wir uns auf Entwicklungstendenzen beschränkten, die dem Streit der Emotionen entzogen sind".[240]

Die Augenbank

Am 30. Juni 1969 wurde mit finanzieller Unterstützung des Lions-Clubs eine Hornhautbank gegründet. Die Leitung hierfür sollte ein von außerhalb der Klinik eingestellter Oberarzt übernehmen, da an der hiesigen Augenklinik „kein Assistent für die Habilitation oder die Position eines Oberarztes" geeignet war.

Der bereits erwähnte Oberarzt Ricklefs war im Januar 1969 plötzlich verstorben. Der neu eingestellte Oberarzt stellte aber nach seinem Dienstantritt Forderungen, die Leydhecker nicht akzeptieren wollte.

Auch zwei andere für die Leitung der Hornhautbank in Erwägung gezogene Personen fielen aus. Nachdem Leydhecker im April 1971 selbst eine Informationsreise nach Amerika zu verschiedenen Augenbanken durchgeführt hatte, wurde von April 1972 bis September 1972 Prof. Waller in die USA entsandt, um sich mit der damals üblichen Technik des Einfrierens und des Wiederauftauens von Hornhäuten vertraut zu machen.[241]

Später wirkte in Würzburg als Oberärztin Doris Linnert, die von Leydhecker als zuverlässigste Kraft hoch gelobt wurde. Sein späterer Assistent Günter Krieglstein wurde von ihm als Glaukomspezialist ausgebildet und trug zum „damaligen Ruhm Würzburgs als eines Glaukomzentrums" bei.[242]

Im September 1987 wurde Leydhecker emeritiert. Er konnte auf eine erfolgreiche Tätigkeit zurück blicken. Die Würzburger Augenklinik hat unter ihm einen internationalen Ruf erlangt. Noch im gleichen Monat wurde der Chefarztwechsel vollzogen und somit gingen ohne Vakanz das Ordinariat und die Leitung der Augenklinik auf Anselm Kampik über.[243]

Anselm Kampik

Genau sechs Jahre lang leitete nun Anselm Kampik die Würzburger Klinik. Vor seinem Dienstantritt war er unter Erich Lund Oberarzt der Augenklinik der Ludwig Maximilians-Universität in München. Später folgte er seinem ehemaligen Chef am 1. Oktober 1993 als Nachfolger.[244] Er war damit, nach von Hess und Wessely, der dritte Ordinarius der Würzburger Universitäts-Augenklinik, der auf den Lehrstuhl der Ludwig Maximilians-Universität in München empor stieg.

Kampik war bei seinem Dienstantritt 38 Jahre alt[245] und war damit ähnlich jung wie seinerzeit von Michel, von Hess und Wessely, die ihr Amt in Würzburg ebenfalls im Alter zwischen 35 und 38 Jahren angetreten hatten. Der neue, junge Chef plante eine Reihe von Veränderungen an der Klinik einzuführen: Neben den bisherigen Tätigkeitsgebieten wollte er als weiteren Schwerpunkt die Diagnostik und Therapie der Netzhaut- und Glaskörpererkrankungen und speziell die vitreoretinale Mikrochirurgie etablieren. Zu diesem Zweck brachte

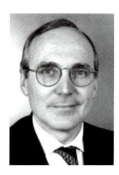

Abb. V.10: Anselm Kampik

er dann auch gleich zwei Mitarbeiter von München mit. Die Behandlung dieser Erkrankungen erforderte auch neue Geräte, unter anderem einen Laser, die kurz nach dem Dienstantritt Kampiks bereitgestellt werden sollten.

Verstärken wollte Kampik auch die Forschungen im Bereich der Pathologie und Morphologie des Auges unter Einsatz der Immunhistochemie und Elektronenmikroskopie. Ferner wurde zur Erlangung höherer Sterilität im Operationsbereich der Bau einer Umbettzone bewilligt. Kampik forderte auch einen verstärkten Einsatz der EDV in Forschung und Verwaltung.[246] Damals war schon die Möglichkeit einer elektronisch unterstützten Literatursuche in Datenbanken ein großer technischer Fortschritt.

Küchle attestiert Kampik eine „geradlinige Bilderbuchkarriere! Wissenschaftlich hat Kampik bisher auf vielen Gebieten der klinischen und experimentellen Augenheilkunde erfolgreich gearbeitet."[247]

Seit August 1995 ist Franz Grehn Direktor der Augenklinik.[248] Er ist der erste Ordinarius für Augenheilkunde an der Würzburger Universität und Vorstand der Augenklinik, der auch in Würzburg geboren wurde.[249]

Frank Krogmann

VI. Die Universitäts-Augenklinik heute

Die Universitäts-Augenklinik Würzburg ist seit dem 5.10.1970 im Kopfklinikum Würzburg, einem Teil des Klinikums der Julius Maximilians-Universität Würzburg in der Josef-Schneider-Straße untergebracht. Dieser Neubau löste die nicht mehr zeitgemäße bauliche Situation der älteren Augenklinik am Röntgenring ab. Er war zur Zeit seiner Errichtung wegweisend in vielerlei Hinsicht: Die Aufgaben einer Universitätsklinik, in der Krankenversorgung, Forschung und Lehre vernetzt werden, spiegeln sich in der baulichen Gliederung. Bettentrakt und Poliklinik sind im Hochhaus untergebracht, Labortrakt und Forschungslabore im daran angrenzenden Baukörper, und Hörsäle und Kursräume für Studenten sind an der Bergseite angegliedert. Weiterhin ist die bauliche Struktur so konzipiert, dass die benachbarten „Kopffächer", nämlich Augenheilkunde, HNO-Heilkunde, Neurologie und Neurochirurgie so aneinander angrenzen, dass die Patienten gegebenenfalls gemeinsam operiert werden können und Wege zu Konsiliaruntersuchungen kurz sind. Dieses Konzept kommt nicht nur der Patientenversorgung sondern auch der Forschung zugute. Die zellbiologischen und elektrophysiologischen Labore der Augenklinik können engen Kontakt zu den gut ausgerüsteten neurowissenschaftlichen Laboren halten. Gemeinsame Veranstaltungen und Seminare werden dadurch gefördert.

Die drei Hauptaufgaben einer Universitäts-Augenklinik, nämlich Krankenversorgung, Forschung und Lehre bilden die Schwerpunkte der Arbeit.

Krankenversorgung

Naturgemäß nimmt die Krankenversorgung in einem Fach wie der modernen Augenheilkunde, die im klinischen Bereich fast ausschließlich operative Aufgaben hat, einen breiten Raum ein So sind die Gesamtzahlen der Operationen (ohne Lasereingriffe) zwischen 1994 und 2006 von 3352 auf 5806, also um 73% und gleichzeitig die stationären Fälle auf 5908 und die ambulanten Behandlungen

VI. Die Universitäts-Augenklinik heute

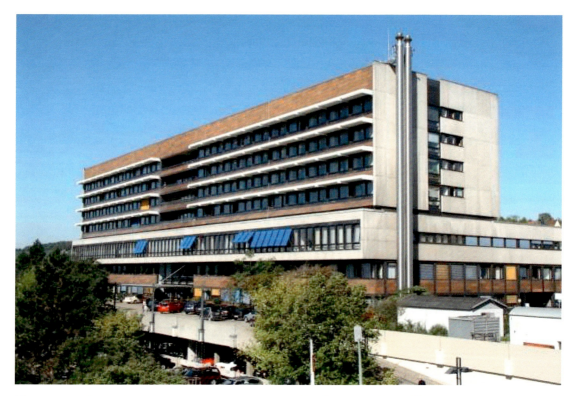

Abb. VI.1: Aufnahme der neuen Augenklinik im Kopfklinikum an der Josef-Schneider-Straße von der Frauenklinik aus. Die Augenklinik belegt neben dem Erdgeschoß mit Direktion und ambulanten Behandlungsräumen, den gesamten 3. Stock, die linke (westliche) Hälfte des 4. und 6. Stockes mit stationären und tagesstationären Bettenplätzen.

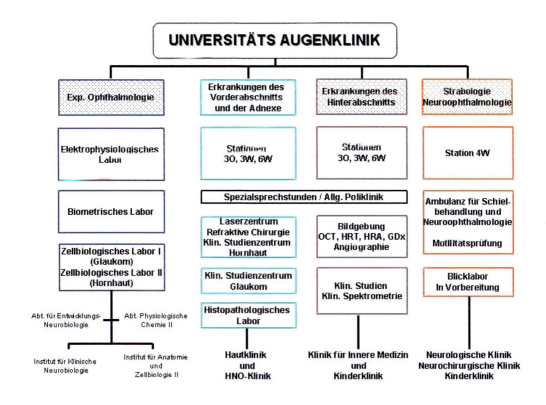

Abb. VI.2: Organigramm

VI. Die Universitäts-Augenklinik heute

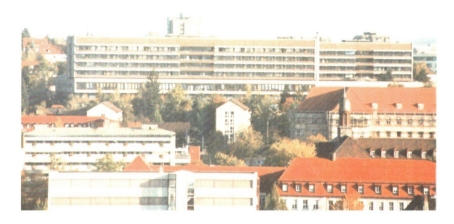

Abb. VI.3: Die heutige Augenklinik im Stadtteil Grombühl

auf 22.566 angestiegen. Dass sich die klinischen Aufgaben inzwischen vorwiegend auf schwere und schwerste Fälle konzentrieren, zeigt sich an der Verteilung der Operationen, bei denen die Zahl der Netzhauteingriffe inzwischen der Zahl der Kataraktoperationen entspricht und die Zahl der Glaukomoperationen und anderer schwerer Vorderabschnittseingriffe sich nahezu verdoppelt haben.

Grundlage dieser Entwicklung ist eine ausgeglichene Kompetenz an der Klinik auf allen Gebieten der Augenheilkunde. Die klinischen Aufgaben sind hierbei in drei Schwerpunkte gegliedert, die von langjährig spezialisierten Mitarbeitern getragen werden:

1. **Erkrankungen des Augenvorderabschnittes**: Hierbei liegt der Schwerpunkt nicht nur auf moderner Kataraktchirurgie mit Phakoemulsifikationstechnik unter clear cornea Zugang, sondern insbesondere auch auf dem Gebiet der Glaukomerkrankungen mit den verschiedenen chirurgischen Verfahren, auf dem Gebiet der Hornhaut- und Oberflächenerkrankungen des Auges mit allen Techniken lamellärer und perforierender Keratoplastik, und auf dem Gebiet der Orbitachirurgie und plastischen Chirurgie von

Krankenversorgung

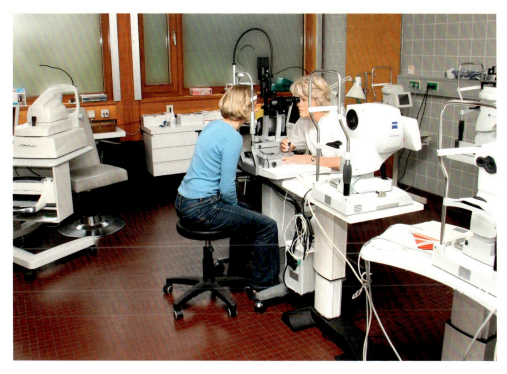

Abb. VI.4: Das optisch/biometrische Labor der Klink ist dank der Entwicklungstätigkeit des Mitarbeiters Priv.-Doz Dr. Haigis hervorragend ausgestattet

Liderkrankungen. Weiterhin beinhaltet dieser Bereich das Laserzentrum, in dem neben den klinischen therapeutischen Lasern auch ein Excimerlaser neuester Generation für refraktive und therapeutische Anwendungen zum Einsatz kommt.

2. **Vitreoretinale Erkrankungen**: Hier werden alle Vitrektomie-Techniken entsprechend den erforderlichen Indikationen eingesetzt, insbesondere bei komplizierten Netzhautablösungen mit proliferativer Vitreoretinopathie. Die intravitreale Injektion von Hemmstoffen der Gefäßproliferation gegen Makuladegeneration und andere neovaskulären Erkrankungen des Auges nimmt inzwischen zahlenmäßig einen großen Raum ein. Auch die konservative Retinologie (z.B. Behandlung von Gefäßverschlüssen und diabetischer Retinopathie) bildet einen klinischen Schwerpunkt. Die Behandlung von Augentumoren mit Strahlenträgern wird durchgeführt. Würzburg ist ein

VI. Die Universitäts-Augenklinik heute

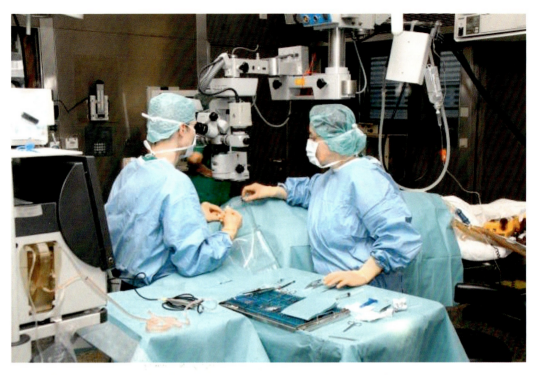

Abb. VI.5: Die Augenklinik verfügt über vier mit Deckenmikroskopen ausgerüstete Op-Säle

internationales Referenzzentrum für schwere und schwerste Augenverletzungen.

3. **Erkrankungen der okulären Motilität**. Durch die C3-Professur für Strabologie und Neuroophthalmologie ist eine hohe Kompetenz auf diesem wichtigen Teilgebiet der Ophthalmologie vorhanden, das nicht mehr von allen Kliniken in gleichem Maße abgedeckt werden kann. Hierdurch wird auch ein interdisziplinärer Synergieeffekt zu Neurologie, Neurochirurgie und Pädiatrie erreicht.

Forschung

Die Forschungsaktivitäten der Klinik lassen sich in *Klinische Forschung* und *Grundlagenforschung* gliedern, wobei sich naturgemäß in beiden Bereichen Berührungspunkte ergeben.

In der **klinischen Forschung** stehen multizentrische Studien über neue Diagnose- und Behandlungsverfahren bei

Forschung

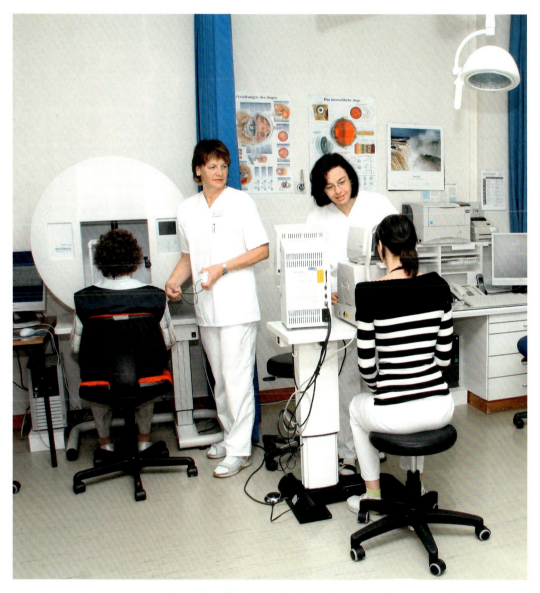

Abb. VI.6: Ambulanz – Pflege-Station: Die Pflegekräfte der Ambulanz führen neben einer einfachen Anamnese und Visus-Bestimmung u. a. Gesichtsfeld- und Refraktionsbestimmungen durch

Glaukom sowie bei Hornhaut- und Netzhauterkrankungen im Vordergrund.

Glaukom: Würzburg war in den vergangenen Jahren Studienzentrum für die große europäische EU-geförderte Studie über okuläre Hypertension (EGPS). In den nachfolgenden Jahren war Würzburg leitendes Zentrum für Deutschland für die CAT152-Studie zur Modulation der Wundheilung nach Glaukomoperation durch Anti-TGFβ Antikörper, deren Ergebnisse derzeit publiziert werden. Zur Zeit läuft eine BMBF-geförderte Studie zur Entwicklung eines akustischen Tonometrieverfahrens sowie eine Studie der European Glaucoma Society zur Entwicklung einer elektronischen Glaukom-Karte. Würzburg ist seit vielen Jahren beteiligt an der Erstellung und Weiterentwicklung der Glaukom-Richtlinien der European Glaucoma Society. Die Epidemiologie und die molekulargenetischen Zusammenhänge bei Offenwinkelglaukom und Axenfeld-Rieger Syndrom werden in Zusammenarbeit mit Institutionen in New York, Tübingen und Regensburg erforscht.

Daneben gibt es monozentrische Studien über Operationsverfahren bei kongenitalem Glaukom, über die Evaluation neuer Tonometrieverfahren, über die Würzburger Sickerkissenklassifikation inklusive konfokaler Mikrospie des Sickerkissens sowie über andere diagnostische Verfahren und Operationstechniken des Glaukoms.

Im Bereich der *Oberflächenerkrankungen* des Auges werden Therapieverfahren mit biologischen Benetzungsmitteln und Gewebekonstrukten, Pathomechanismen und Klinik des vernarbenden Schleimhautpemphigoids und der Limbusstammzelldegeneration in Zusammenarbeit mit anderen Institutionen in Würzburg, London, Lübeck und Boston untersucht. Einen weiteren Schwerpunkt bildet die Evaluierung von neuen lamellären Keratoplastik-Techniken sowie der verschiedenen Keratoprothesen und neue Transplantationsverfahren der okulären Adnexe. Zusätzlich nimmt die Augenklinik Würzburg teilweise an mehreren multizentrischen internationalen Studien teil, so z. B. zur lokalen Anwendung von Ciclosporin.

Im Bereich der *Netzhauterkrankungen* sind vier Schwerpunkte vorhanden: 1. Genetik der altersbedingten Makuladegeneration in Zusammenarbeit mit dem humangenetischen Institut der Universität Regensburg, Autofluoreszenz in Zusammenarbeit mit dem Schepens Eye Institute in Boston. 2. Studienzentrum Würzburg für verschiedene multizentri-

Forschung

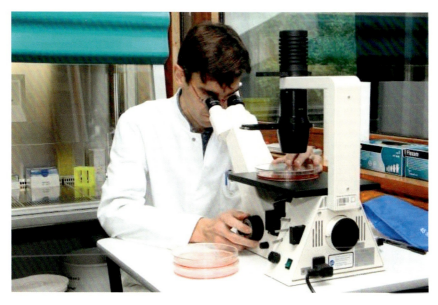

Abb. VI.7: „Die Augenklinik verfügt über moderne Forschungs-Labore, in denen mit Hilfe zellbiologischer Ansätze neue Therapieformen zur Behandlung des Glaukoms und schwerer Augenoberflächenerkrankungen entwickelt werden."

sche internationale Studien (SUSTAIN-Studie, DIRECT-Studie, MARAN-Studie, EAGLE-Studie) sowie 3. die internationale Studie zur Frühvitrektomie bei schwersten offenen Augenverletzungen. Daneben wird ein spektroskopisches Verfahren zur Messung des Glukose-Spiegels mittels optischer in-vivo-Spektroskopie in der Vorderkammer des Auges entwickelt. Viertes weiteres Forschungsgebiet ist die Evaluierung der optischen Kohärenztomographie bei verschiedenen Netzhaut- und Makulaerkrankungen.

In der **Grundlagenforschung** sind drei unabhängige Themenschwerpunkte durch jeweils verschiedene Arbeitsgruppen und Labore vertreten:

1. **Zellbiologie**: Diese Forschergruppe untersucht die Verknüpfung von *Wachstumsfaktorsignalen* mit den Einflüssen der extrazellulärem Matrix und deren Bedeutung für die Wundheilung, Gewebereaktion und Steuerung des Augeninnendrucks. Insbesondere werden die durch das Zytokin TGFβ ausgelösten Zellsignale charakterisiert. Dadurch können Zielproteine für die pharmako-

logische Beeinflussung der Narbenbildung nach Glaukomoperationen erkannt und in vitro bewertet werden. Langfristig eröffnet das bessere Verständnis der Wundheilung neue Ansätze der intensivierten postoperativen Nachsorge nach Glaukomoperationen.

Die zelluläre Mechanotransduktion im Kammerwinkel des Auges ist Thema eines Projektes, das die räumliche Anordnung von Signalproteinen, die an der Erkennung von mechanischen Reizen beteiligt sind, untersucht. Dies erlaubt Rückschlüsse auf die Pathogenese der Augeninnendrucksteigerung bei Glaukom und den Einfluss von Steroiden und Wachstumsfaktoren auf das Zellskelett.

Spezielle Adhäsionsstrukturen der Epithelzellen der Hornhaut werden untersucht, um die Pathogenese der Entstehung von Haftstrukturen bei der Geweberegeneration, insbesondere an menschlichen Epithelzellen, zu erforschen.

2. **Elektrophysiologie und Psychophysik** Die langfristigen Forschungsprojekte dieser Arbeitsgruppe untersuchen die Korrelation zwischen Gesichtsfeldwahrnehmung und multifokal stimuliertem visuell evoziertem Potential (mfVEP) sowie die elektrophysiologischen Signale im Bereich der Wahrnehmungsschwellen, also bei kleinen Signalen. Durch spezielle Datenanalyse wird untersucht, inwieweit solche Signale Mustererkennung abbilden. Weiterhin werden Untersuchungen mit dem Musterelektroretinogramm dazu verwendet, die Antworten bei bestimmten Erkrankungen der Ganglienzellen isoliert zu untersuchen. In Zusammenarbeit mit der Neurologischen Klinik und dem Lehrstuhl für Psychologie III wird die Langzeitpotenzierung im visuellen System beim Menschen untersucht. Gleichzeitig führt das Labor die klinischen Messungen des ERG, VEP und EOG bei Patienten durch.

3. **Biometrie und Sonographie** des Auges. Der Schwerpunkt dieser Arbeitsgruppe liegt in der Entwicklung und Weiterentwicklung von Messtechniken zur Bestimmung der Messwerte des Auges, insbesondere der Bestimmung intraokularer Distanzen, die für die Berechnung von intraokularen Kunstlinsen von grundlegender Bedeutung sind. Die

empirische HAIGIS-Formel für die Bestimmung der Kunstlinsenstärke ist inzwischen international im Gebrauch. In Zusammenarbeit mit den Firmen ZEISS Meditec Jena wurden die Basis-Daten für die optisch interferometrische Längenmessung des Bulbus (IOL-Master®) und der Augenvorderkammer (AC-Master®) erarbeitet. Im Bereich akkommodativer Kunstlinsen werden Experimente zur Validierung bestimmter Akkommodationsprinzipien durchgeführt.

Gleichzeitig erbringt das Labor die biometrischen Messungen für den klinischen Routinebetrieb und die Berechnung der Kunstlinsenstärke für Kataraktoperationen.

4. **Publikationen:** Jährlich erscheinen etwa 30 Originalpublikationen im peer review von Mitarbeitern der Klinik sowie mehrere Buchbeiträge. Das Lehrbuch für Augenheilkunde des Springer-Verlages erscheint zur Zeit in seiner 30. Auflage, zum 6. Mal vom derzeitigen Autor neu bearbeitet. Über 150 wissenschaftliche Vorträge oder Fortbildungsvorträge werden jährlich von den Mitarbeitern der Klinik gehalten. Mitarbeiter der Klinik sind an nationalen und internationalen Zeitschriften in Herausgeberfunktion tätig.

Lehre

In der **Studentenausbildung** werden die Hauptvorlesung mit integriertem klinischen Praktikum sowie der Untersuchungskurs regelmäßig angeboten und durch eine Klausur das erlernte Wissen überprüft. Freiwillige Lehrveranstaltungen beinhalten akute Notfälle in der Augenheilkunde, augenärztliche Operationen, sowie weitere funktionsdiagnostische und klinische Fortbildungen. Entsprechende Veranstaltungen finden auch für Studenten im praktischen Jahr statt.

Die **fachärztliche Weiterbildung** umfasst neben der klinischen Arbeit 5 halbe Wochenstunden Morgenfortbildung sowie systematischen Weiterbildungsunterricht einmal wöchentlich 1 1/2 Stunden, also insgesamt 4 Wochenstunden. Klinikinterne Seminare für Fluoreszenzangiographie, Histopathologie und ein Wissenschaftskolloquium ergänzen das Angebot. Dazu kommen Kurse bei der Augenärztlichen Akademie Deutschland (Düsseldorf), an deren Organisation Würzburg federführend beteiligt ist. Kurse für Refraktion, Retinologie, der Grundlagenkurs der DOG

VI. Die Universitäts-Augenklinik heute

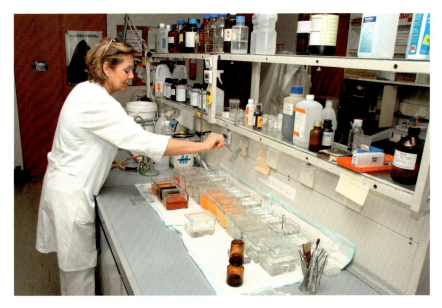

Abb. VI.8: Histologie-Labor: Ein großer Teil der histologischen Fragestellungen wird im eigenen Labor bearbeitet, wo neben der Routinehistologie auch immunhistochemische Untersuchungen durchgeführt werden

in München/San Servolo und der Besuch der Jahrestagung der Fachgesellschaft DOG vervollständigen das Weiterbildungsangebot. Viele Mitarbeiter der Klinik sind an diesen Veranstaltungen als Referenten beteiligt.

Daneben findet als **fachärztliche Fortbildung** viermal jährlich ein „Augenärzteabend" statt, der klinische Themen behandelt und von Mitarbeitern der Klinik und auswärtigen Gästen gestaltet wird. Halbjährlich findet ein Orthoptistinnen-Seminar statt, in dem Probleme der Schielbehandlung und Neuroophthalmologie behandelt werden.

Tagungen und Kongresse: Würzburg war in den letzten 10 Jahren Tagungs- und Organisationsort für zahlreiche Tagungen, so für das International Visual Field Symposium, für das Closed Meeting der European Glaucoma Society und mehrfach für die Tagung der Vereinigung Bayerischer Augenärzte. Neuerdings findet einmal jährlich in Zusammenarbeit mit der Neurologischen Klinik die „Kestenbaum-Lecture" statt, eine Ehrenvorlesung, zu der herausragende Neuroophthalmologen eingeladen werden. Daneben wird u.a. durch die Würzburger Augenklinik in Zusammenarbeit mit der LMU München, der Bielschowski Gesellschaft sowie dem Berufsverband der Augenärzte die Augenärztliche Akademie Deutschands (AAD) als größter augenärztlicher Fortbildungskongress Europas organisiert. Der Klinikdirektor war Präsident der Deutschen Ophthalmologischen Gesellschaft 2002/2003 und ist jetzt deren Schriftführer. Er wird Kongresspräsident der Tagung der European Glaucoma Society 2008 in Berlin sein.

Mitarbeiter und Organisationsstruktur: Die Augenklinik verfügt derzeit über 32 **ärztliche Planstellen**, die aber wegen der Haushaltslage des Klinikums trotz der guten Erlössituation der Klinik teilweise gesperrt werden. Von diesen haben neben dem Klinikdirektor 9 z.T. habilitierte oder als Professoren tätige Mitarbeiter die Funktion von Leitern von Schwerpunkten und von Oberärzten inne. 3 Stellen sind an Naturwissenschaftler und Grundlagenmediziner vergeben, die im Bereich experimentelle Ophthalmologie arbeiten. Im **Pflegebereich** sind 76 Mitarbeiter, vielfach auch als Teilzeitkräfte beschäftigt. 10 **medizinisch-technische** und technische **Mitarbeiter** sind hauptsächlich in den diagnostischen Labors tätig. Daneben kümmern sich 13 **Sekretärinnen** und Schreibkräfte um den Schriftverkehr, Gutachten und Organisation der Sekretariate. Zahlreiche **Gastwissenschaftler** oder Gastärzte besuchen jedes Jahr die Klinik. Die Abbildung VI.2 zeigt die klinische und wissenschaftliche Organisationsstruktur der Klinik.

Die Klinik verfügt über 3 mikrochirurgische **Operationssäle** sowie einen ebenfalls mikrochirurgisch voll ausgerüsteten Ambulanz-Operationssaal. Sie führt derzeit noch 95 **Betten** wochentags und 84 Betten am Wochenende. Durch die hohe Zahl von Notfalleingriffen und dringlichen Eingriffen ist die Fluktuation der Bettenauslastung deutlich angestiegen. Die Belegung beträgt jedoch trotzdem ca. 76-80%, die Liegedauer ist im Jahr 2006 auf 4,66 Tage gesunken. Daraus lässt sich auch die starke Arbeitsverdichtung an der Augenklinik ablesen.

In der **Poliklinik** wurde durch Umbau und Neuausrüstung der insgesamt 10 Behandlungsräume eine bessere Situation geschaffen. Die **Low-Vision Ambulanz** berät und behandelt Patienten mit irreversiblen Sehstörungen und hält Kontakt zu den in Würzburg ansässigen Institutionen wie Blindeninstituts-Stiftung, bayerischem Sehbehinderten- und Blindenbund und Berufsförderungswerk.

Die diagnostischen Labore für Fotodokumentation, Fluoreszenzangiografie,

Ultraschalldiagnostik, Elektrophysiologie, Gesichtsfelddiagnostik, bildgebende Verfahren des Augenvorder- und Hinterabschnitts und Kontaktlinsenanpassung tragen zur Patientenbetreuung bei und haben teilweise zusätzliche wissenschaftliche Aufgaben. Wissenschaftliche Dokumentation und Graphik wird professionell unterstützt. Einzelheiten über die Arbeit der Klinik sind seit 1996 in Jahresberichten zusammengefasst.

Bauliche Maßnahmen: Die Klinik bedarf dringend der Renovierung. Seit mehreren Jahren ist eine Generalsanierung in Planung. Nach zähen Verhandlungen mit den Verantwortlichen ist die Bereitstellung der Planungsmittel jetzt zugesagt und die dringende Generalsanierung in den nächsten Jahren zu erwarten.

Franz Grehn

Lehre

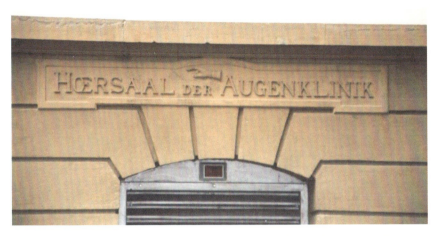

Abb. VI.9: Origineller Wegweiser zum Eingang des Hörsaals auf der Außenwand des Gebäudes

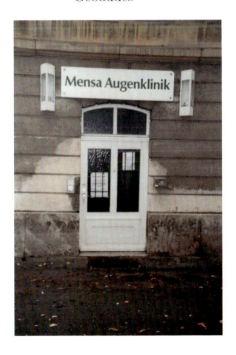
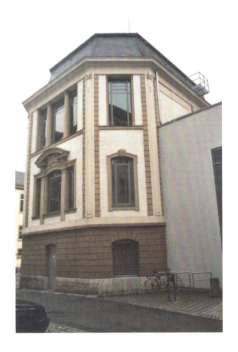

Abb. VI.10: Im Untergeschoß der Alten Augenklinik am Röntgenring ist heute eine Mensa untergebracht (Bild links), das alte Hörsaalgebäude steht nach aufwändiger Restaurierung wieder für Lehrzwecke zur Verfügung (Bild rechts)

VI. Die Universitäts-Augenklinik heute

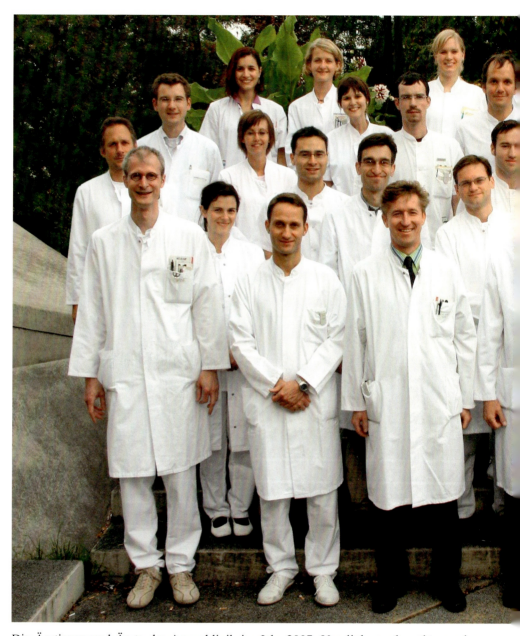

Die Ärztinnen und Ärzte der Augenklinik im Jahr 2007: Von links nach rechts vordere Reihe: Dr. Klink (Oberarzt), Dr. Guthoff (Oberarzt), Prof. Dr. G. Geerling (Stellv. Direktor + Ltd. OA), Prof. Grehn (Direktor der Augenklinik), Prof. Dr. H. Steffen (Leiter der Sehschule), Prof. Dr. Dr. Gramer (OA), PD Dr. Schrader (Leiter des retinologischen Schwerpunktes); 2. Reihe: Dr. Schneider (Assistenzärztin), Dr. Schlunck (Laborleiter Zellbiologie), Dr. Kampik (Facharzt), Dr. Sold (Oberärztin), Dr. Göbel (Geschäftsführender Oberarzt), Dr. Haigis (Laborleiter Ultraschall); 3. Reihe: Dr. Taucherbeck (Facharzt),

Lehre

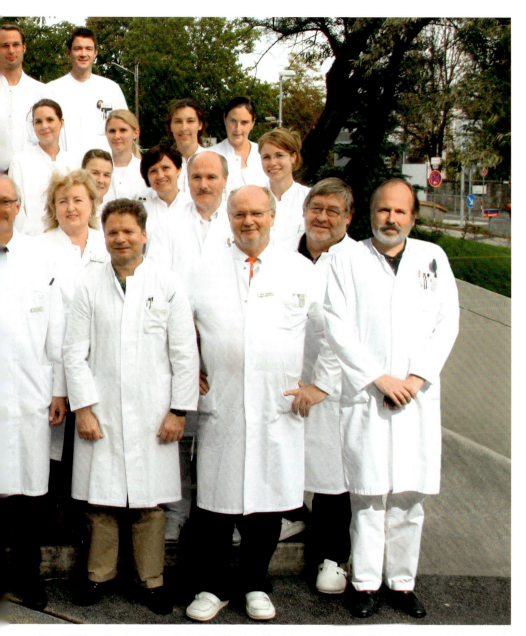

Dr. Möller (Assistenzärztin), Dr. Reiter (Assistenzarzt), Dr. Unterlauft (Assistenzarzt), Dr. Tietze (Assistenzärztin), davor Dr. Wilhelm (Assistenzärztin), Dr. Riederle (Assistenzärztin), davor Dr. Hensler (Assistenzärztin), Dr. Schrey (Assistenzärztin), Dr. Meinhardt (Assistenzärztin), Dr. T. Guthoff (Fachärztin); 4. Reihe: Dr. Kasper (Assistenzarzt), Dr. Herzog (Assistenzärztin), Dr. Schargus (Assistenzarzt), Dr. Meyer ter Vehn (Assistenzarzt); 5. Reihe: Dr. Panidou (Assistenzärztin), Dr. Mlynski (Assistenzärztin), Dr. Kann (Assistenzärztin), Dr. Patzelt (Assistenzarzt), Dr. Jochem (Assistenzarzt).

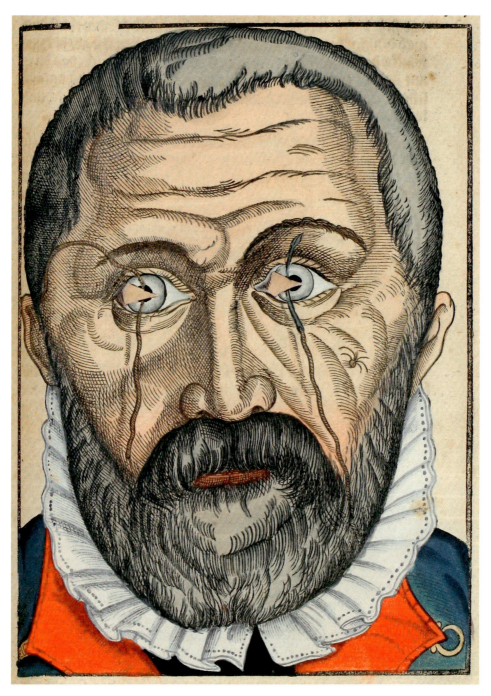

Abb. VI.11: Entfernung von „Blut- und Fleischfellen" der Augen mit einem eingezogenen Seidenfaden. Abbildung aus der *Ophthalmodouleia* von Georg Bartisch (1583)

Anmerkungen

[1] Wolfgang Münchow, Geschichte der Augenheilkunde (= Der Augenarzt Bd. IX). 2. ergänzte Auflage. Leipzig 1983; Klaus Bergdolt, Die Erfindung und Verbreitung der Brille im Spätmittelalter, in: Med.hist. Journal 29 (1994), S. 111-120.

[2] Helmut Wyklicky, Zur Geschichte der Augenheilkunde in Wien. 100 Jahre II. Universitäts-Augenklinik, Wien 1984, S. 8.

[3] Friedrich von Schiller, Wilhelm Tell, 1. Aufzug, 4. Szene.

[4] Vgl. die umfangreiche Würzburger Dissertatation von Jeanette C. Fincke, Augenleiden nach keilschriftlichen Quellen. Untersuchungen zur altorientalischen Medizin, Würzburg 2000 (= Würzburger medizinhistorische Forschungen, 70).

[5] Siehe das Schlaglicht „Ortolf von Baierland".

[6] Wolfgang Münchow, Geschichte der Augenheilkunde (= Der Augenarzt, IX), 2. Aufl., Leipzig 1983, S. 23–30.

[7] ebd., S. 38.

[8] ebd., S. 42–47.

[9] Der Augenarzt und Medizinhistoriker Albert Esser (1885–1972) hat wesentliche Arbeiten zur indischen Ophthalmologie geliefert. Vgl. Gerhard Holland, Der Augenarzt und Medizinhistoriker Albert Esser [mit Publikationsliste zum Thema Geschichte der Augenheilkunde], Mitteilungen der Julius-Hirschberg-Gesellschaft zur Geschichte der Augenheilkunde 5 (2003), S. 209–232.

[10] Frank Krogmann, Ophthalmologie, Perimeter, in: Werner E. Gerabek et al. [Hrsg.], Enzyklopädie Medizingeschichte, Berlin-New York, 2005, S. 1069–1071 und S. 1121.

[11] Julius Hirschberg, Geschichte der Augenheilkunde, in: Theodor Axenfeld und Anton Elschnig [Hrsg.], Handbuch der gesamten Augenheilkunde, 2. Aufl., XIII/3, 1908, S. 353.

[12] Frank Krogmann, Ophthalmologie, Perimeter, in: Werner E. Gerabek et al. [Hrsg.], Enzyklopädie Medizingeschichte, Berlin-New York, 2005, S. 1069–1071 und S. 1121.

[13] ders., Ophthalmologie, in: ebd., S. 1069–1071.

[14] ders., Blennorrhö, Ophthalmologie, in: ebd., S. 186–187 und S. 1071.

[15] ders., Star, grüner, Iridektomie, in: ebd., S. 1355 und S. 681.

[16] ders., Strabismus, in: ebd., S. 1295.

[17] ders., Star, grauer, Staroperation, in: ebd., S. 1355-57.

[18] Münchow, S. 339–342.

[19] Barbara I. Tshisuaka, Boerhaave, Hermann, in: Gerabek et al. [Hrsg.], S. 197–198.

[20] Münchow, S. 339–343.

[21] Aus Aub bei Würzburg.

[22] Militärärztliche Schule Österreichs.

[23] Erna Lesky, Die Wiener medizinische Schule im 19. Jahrhundert (= Studien zur Geschichte der Universität Wien, VI), Graz-Köln 1965, S. 79–86.

[24] Probst, Christian: Fahrende Heiler und Heilmittelhändler. Medizin von Marktplatz und Landstraße. Rosenheim 1992.

[25] Hans Joachim Küchle, Augenkliniken deutschsprachiger Hochschulen und ihre Lehrstuhlinhaber im 19. und 20. Jahrhundert, Köln 2005, S. 7.

[26] Julius Hirschberg, 15/1, Berlin 1918, S. 235–236; Münchow, S. 662–663.

[27] Hirschberg, S. 244.

[28] Küchle, S. 437.

[29] Münchow, S. 402.

[30] Ignaz Gulz, Die sogenannte egyptische Augenentzündung oder der Catarrh, die Blennor-

ANMERKUNGEN

rhöe und das Trachom der Bindehaut. Mit besonderer Berücksichtigung der beim Militair vorkommenden Formen, Wien 1850, S. 131–132.

[31] Münchow, S. 403 und S. 616.

[32] ders., S. 576–578.

[33] Christian Andree, Virchow, Rudolf, in: Gerabek et al. [Hrsg.], S. 1445–1447

[34] Julius Hirschberg (1918), 15/2, S. 243–245.

[35] Wolfgang Jaeger (Hrg.), Die Erfindung der Ophthalmoskopie, dargestellt in den Originalbeschreibungen der Augenspiegel von Helmholtz, Ruete und Giraud-Teulon. Heidelberg 1977; Wolfgang Münchow, Geschichte der Augenheilkunde (= Der Augenarzt Bd. IX). 2. ergänzte Auflage. Leipzig 1983.

[36] Münchow, S. 393, 701–702.

[37] Küchle S. 355.

[38] Krogmann, Ophthalmologie, in: Gerabek et al. [Hrsg.], S. 1071–1073.

[39] Alfred Wendehorst, Bischofssitz und königliche Stadt – Von der Karolingerzeit bis zum Wormser Konkordat, in: Ulrich Wagner [Hrsg.], Geschichte der Stadt Würzburg, I, Stuttgart 2001, S. 62–73.

[40] Alfred Wendehorst, Stadt und Kirche, in: ebd., S. 255–271.

[41] Vgl. Hirschberg, Geschichte der Augenheilkunde, in: Theodor Saemisch [Hrsg.], Graefe-Saemisch, Handbuch der gesamten Augenheillkunde, 12/2, 2. Aufl., Berlin 1899, S. 184–204.

[42] Vgl. Hermann Peters, Der Arzt und die Heilkunst in alten Zeiten, Leipzig 1900, S. 13.

[43] Frank Krogmann, Thomas Richter und Gundolf Keil, Medizinische Aphorismen zum mittelalterlichen Würzburg, Würzburger Diözesangeschichtsblätter 62/63 (2001), S. 175-184.

[44] Vgl. Volker Zimmermann, Jüdische Ärzte und ihre Leistungen in der Medizin des Mittelalters, Würzburger medizinhistorische Mitteilungen 8 (1990), S. 201.

[45] Ebd., S. 202.

[46] Vgl. Hermann Peters, 1900, S. 42.

[47] Georg Sticker, Entwicklungsgeschichte der medizinischen Fakultät an der Alma mater Julia, in: Max Buchner [Hrsg.], Aus der Vergangenheit der Universität Würzburg, Festschrift zum 350jährigen Bestehen der Universität, Berlin 1932, S. 414–415.

[48] Johann Baptist Scharold, Geschichte des gesammten Medizinalwesens im ehemaligen Fürstenthum Würzburg, Würzburg 1825, S. 74–75.

[49] ebd., S. 94–95.

[50] Sammlung der hochfürstlich-wirzburgischen Landesverordnungen, welche in geist- und weltlichen Justiz- Landgerichts- criminal- Polizey- cameral- Jagd- Forst- und andern Sachen von einigen Jahrhunderten bis daher verfasset, und durch offentlichen Druck verkündet worden sind. Erster Theil, Würzburg 1776, S. 774–775.

[51] Vgl. Österreichisches Staatsarchiv, Abt. Haus-, Hof- und Staatsarchiv, Wien: Bestand I. Reichshofrat, Gratialia et Feudalia, Ärzte- und Arzneiprivilegien. Maria Francisca de Levantie war eine der wenigen Frauen, die ein kaiserliches Privilegium erhielt.

[52] Staatsarchiv Würzburg: Gebrechenamts-Protokoll 1745, fol. 403–404. Gegen die ihr erlaubte Behandlungstätigkeit intervenierte jedoch nach einem Monat der Stadtphysikus.

[53] Staatsarchiv Würzburg: Gebrechenamts-Protokoll 1772, fol. 368r/v, 369r, 419r/v.

[54] Aloys Henning, Die Affäre Hilmer. Ein Okulist aus Berlin in Petersburg 1751 (= Europäische Hochschulschriften Reihe 7, Medizin, Abt. B, Geschichte der Medizin, 5), Frankfurt a. Main 1987, 4. Umschlagseite.

55 Staatsarchiv Würzburg: Gebrechenamts-Protokoll 1772, fol. 368r/v, 369r, 419r/v.

56 Universitätsbibliothek Würzburg: Sign. 61/Rp 19, 446.

57 Andreas Mettenleiter, Medizingeschichte des Juliusspitals Würzburg (= Das Juliusspital in Würzburg, Hrsg.: Stiftung Juliusspital Würzburg, III, Medizingeschichte), S. V, 6.

58 Vgl. Hans Körner, Die Würzburger Siebold. Eine Gelehrtenfamilie des 18. und 19. Jahrhunderts (= Otto Volk [Hrsg.], Quellen und Beiträge zur Geschichte der Universität Würzburg, 3), Neustadt a. d. Aisch 1967, S. 17.

59 Peter Baumgart [Hrsg.], Vierhundert Jahre Universität Würzburg. Eine Festschrift. Im Auftrag der Bayerischen Julius-Maximilians-Universität herausgegeben von Peter Baumgart (= Quellen und Beiträge zur Geschichte der Universität Würzburg, 6), Neustadt (Aisch) 1982, S. 988–989.

60 [Friedrich] Helfreich, Zur Geschichte der Augenheilkunde an der Universität Würzburg, Centralblatt für praktische Augenheilkunde 36 (1912), S. 5.

61 Ebd., S. 4.

62 Körner, S. 17.

63 ebd., S. 18–19.

64 ebd., S. 22 und S. 25–27.

65 ebd., S. 30.

66 N. N. [= Johann Barthel von Siebold], Carl Caspar von Siebold's Leben und Verdienste. Entworfen mit Verehrung, Liebe und Dankbarkeit von dem nächsten seiner zahlreichen Schüler, Würzburg 1807, S. 10, 16.

67 Zit. nach Wolfgang Leydhecker, Der Beginn der wissenschaftlichen Chirurgie und Augenheilkunde in Würzburg durch Carl Caspar von Siebold (1736–1807), Würzburger medizinhistorische Mitteilungen 10 (1992), S. 103.

68 Ebd., S. 103.

69 N. N., Johann Barthel von Siebold, S. 16.

70 Körner, S. 70–71 und Fußnote 169.

71 Lesky, S. 79–80.

72 Mettenleiter, S. 569.

73 Körner, S. 170–171.

74 Ebd., S. 77.

75 Ebd., S. 173.

76 Ebd., S. 191–192.

77 Siebold, Carl Caspar von: Chirurgisches Tagebuch. Nürnberg 1792, S. 74.

78 Boyer [Alexandre]: Abhandlung über die chirurgischen Krankheiten und über die dabey angezeigten Operationen. Aus dem Französischen übersetzt von Cajetan Textor. Bd. 5. 1820, S. 529–530.

79 Hirschberg, S. 347.

80 Dieses Werk wurde 2006 digitalisiert.

81 Hirschberg, 2. Aufl., 14/2, Leizig 1911, S. 347.

82 Sticker, S. 628.

83 Ebd., S. 599.

84 Münchow, S. 531.

85 Hirschberg, 2. Aufl., 14/2, Leipzig 1911, S. 347.

86 Frank Krogmann, Ignaz Gulz, Doktor der Medizin und Chirurgie, Magister der Augenheilkunde, Ritter des Franz Josephs-Ordens, Erster Dozent für Ohrenheilkunde an der Universität Wien, k. k. Stadtarmen-Augenarzt der Haupt- und Residenzstadt Wien, Thüngersheim 1996, S. 74–91.

87 Österreichisches Staatsarchiv, Allgemeines Verwaltungsarchiv: StHC 26 G 3 Gulz – Zl. 5821 ex 1844.

88 Andreas Mettenleiter, „so kurzsichtig, daß er die Kranken im Bette nicht sieht": Zur Augenerkrankung des Würzburger Professors und Juliusspital-Arztes Carl Friedrich

von Marcus (1802-1862), Mitteilungen der JULIUS-HIRSCHBERG-GESELLSCHAFT zur Geschichte der Augenheilkunde 4 (2002), S. 349-369.

[89] Hirschberg (1918), 15/II, S. 245.

[90] ebd.

[91] ebd., S. 241–245.

[92] Ferdinand Ritter von Arlt, Meine Erlebnisse, Heidelberg, S. 71–72.

[93] Hirschberg, (1918), 15/II, S. 241-245.

[94] Es gab zu jener Zeit in der französischen Hauptstadt einen *Verein deutscher Ärzte in Paris*, deren Mitglieder deutschprachige Ärzte waren, die sich in Paris aufhielten. Dieser Verein diente zur Abhaltung wissenschaftlicher Diskussionen, aber auch zur Geselligkeit. Von Graefe und von Welz haben dort mehrere Vorträge gehalten. Vgl. Wilhelm Neuhann, Ein unbekannter Zweig im Stammbaum Albrecht von Graefes, in: Christian Hartmann [Hrsg.], Albrecht von Graefe, Berlin, 1828 bis 1870. Gedächtnisband zum Symposium anläßlich des 125 jährigen Todesjahres, Germering 1996, S.103–115, die Information über den Verein S. 103–104.

[95] Rita Stauber, Robert Ritter von Welz. [Diss.], Würzburg 1983, S. 15-28

[96] Christoph Weißer, Erste Würzburger Äther-Narkose im Jahre 1847 durch Robert Ritter von Welz (1814–1878), Würzburger medizinhistorische Mitteilungen 17 (1998), S. 7–20.

[97] Stauber, S. 15-28

[98] Fischer, S. 8.

[99] Stauber, S. 35.

[100] ebd., S. 28-33.

[101] Fischer, S. 12.

[102] Universitätsarchiv Würzburg: Personalakt Robert Ritter von Welz.

[103] Fischer, S. 20.

[104] Würzburg, Handschriftenabtlg., Sign. M.ch. f. 660 (Kollektaneen des Professors Friedrich Anton Leopold Reuß: Materialien zur Geschichte der Universität Würzburg, gesammelt zwischen 1845 und 1847: vgl. dazu Ernst Schubert: Academiae Herbipolensis fontes. F.A.L.R. und seine Materialien zur Geschichte der Univ. Würzburg (Quellen und Beiträge zur Geschichte der Univ. Würzburg, Beiheft 3) Würzburg 1967, S. 5 ff.)

[105] ebd., S. 12.

[106] Adelheid Boecker-Reinartz, Die Augen-Kliniken der Universitäten des deutschen Sprachgebietes (1769–1914) [Diss.], Köln 1990, S. 44–46.

[107] Zitiert nach Stauber, S. 34.

[108] Fischer, S. 18.

[109] Stauber, S. 50-52.

[110] Ebd., S. 55.

[111] Fischer, S. 9-11.

[112] Vermutlich als Zwischenstation zu den Heidelberger Ophthalmologen-Zusammenkünften oder Reisen von Graefes nach Heiden in die Schweiz.

[113] Stauber, S. 35-37.

[114] Fischer, S. 15.

[115] ebd., S. 16.

[116] ebd., S. 17.

[117] Vgl. Stauber, S. 5 [Bildnis von Welz'ens].

[118] Neuhann, S. 103–110.

[119] Bericht Ophthalmologische Gesellschaft 28 (1900), S. 237–239.

[120] Albert Esser, Geschichte der Deutschen Ophthalmologischen Gesellschaft. Zur ersten Säkularfeier im Auftrag der Gesellschaft geschrieben, München 1957, S. 66.

[121] Bericht Ophthalmologische Gesellschaft 28 (1900), S. 237–239.

[122] Esser, Geschichte der DOG, S. 67.

[123] Fischer, S. 17.

[124] ebd., S. 46.

[125] Hierbei kann es sich nach Meinung des Verfassers nur um Karl David Lindner (1883–1961) handeln, seit 1927 Vorstand der II. Univ.-Augenklinik Wien.

[126] Esser, S. 69–70.

[127] Stauber, S. 52.

[128] ebd., S. 55.

[129] Hier zielte die Fakultät ganz offensichtlich auf die Ausübung der Augenheilkunde im Juliusspital sowie vor allem in den Privatkliniken von Heinrich Adelmann und Adam Bäuerlein ab.

[130] Universitätsarchiv Würzburg: ARS, Personalakt Julius Michel

[131] Zitiert nach Fischer, S. 28.

[132] Universitätsarchiv Würzburg: ARS, Personalakt Julius Michel

[133] Universitätsarchiv Würzburg: ARS, Personalakt Michel.

[134] Fischer, S. 26.

[135] ebd., S. 27.

[136] Stauber, S. 56.

[137] Fischer, S. 31.

[138] Fischer, S. 32-33.

[139] Küchle, S. 92-93.

[140] Hirschberg (1918) 15/2, S. 227.

[141] Ebd., S. 227-228 und S. 233.

[142] Universitätsarchiv Würzburg: ARS, PA Michel.

[143] Carl Wessely, Julius v. Michel, in A. Chroust, Lebensläufe aus Franken, 2, S. 293; zitiert nach Fischer S. 29.

[144] Klinische Monatsblätter für Augenheilkunde 39,2 (1901), S. 656-666.

[145] C. Hess, Die neue Universitäts-Augenklinik in Würzburg, Zeitschrift für Augenheilkunde VI (1901), S. 203–208.

[146] Würzburger Zeitung vom 2. Mai 1901, zitiert nach Fischer, S. 35-36.

[147] Wolfgang Leydhecker, London, Mainz, Bonn, Würzburg. Lebensreise eines Augenarztes, München 1993, S. 73-74.

[148] Fischer, S. 38.

[149] Küchle, S. 93.

[150] ebd., S. 93-94.

[151] Bericht Opthalmol. Ges. Heidelberg 28 (1901), S. 1-2.

[152] Fischer, S. 38.

[153] Hansjochem Autrum, Carl v. Hess und der Aufbruch der vergleichenden Physiologie: Farbensinn und Farbensehen, Albrecht v. Graefes Archiv für Ophthalmologie 166 (1963), S. 3–18, hier S. 5.

[154] ebd., S. 7.

[155] ebd., S. 8.

[156] ebd., S. 10–12.

[157] Fischer, S. 39.

[158] Küchle, S. 94.

[159] ARS Univ. Würzburg, PA Wessely Nr. 891; K. Lisch, Geheimrat Prof. Karl Wessely, WikliWo 65 (1953), S. 481-482; Karl Wessely 1874-1953 zum Gedenken, Gedächtnissitzung der Vereinigung Bayerischer Augenärzte und der Münchener Ophthalmologischen Gesellschaft in Gemeinschaft mit der Deutschen Ophthalmologischen Gesellschaft und der Ludwig-Maximilians-Universität München am 19. Oktober 1974 in München. Aus Anlaß der 100. Wiederkehr des Geburtstages von Karl Wessely; Hans Joachim Küchle, Augenkliniken deutschsprachiger Hochschulen und ihre Lehrstuhlinhaber im 19. und 20. Jahrhundert, Köln 2005; Jens Martin Rohrbach, Augenheilkunde im Nationalsozialismus, Stuttgart 2007.

[160] Universitätsarchiv Würzburg: ARS, Personalakt Wessely.

[161] K. Lisch, Geheimrat Prof. Karl Wessely,

ANMERKUNGEN

Wiener klinische Wochenschrift 65 (1953), S. 481-482.

[162] 13. November 1912.

[163] 14. Januar 1913.

[164] Universitätsarchiv Würzburg: ARS, PA Wessely.

[165] Fischer S. 44.

[166] Vgl. das Schlaglicht zu Arnold Passow.

[167] Küchle, S. 95-96.

[168] Bayerisches Hauptstaatsarchiv, MK 72450: Schreiben der med. Fakultät an den akadem. Senat der k. [sic!] Universität Würzburg vom 22. Juli 1924 mit Begleitschreiben des Universitäts--Senats vom 9. August 1924..

[169] Universitätsarchiv Würzburg: ARS, PA Schieck, Umlauf beim Senat vom 28. Juli 1924; Schreiben des Staatsministeriums vom 5. September 1924.

[170] BayHStA: MK 72450: Wiederbesetzungsvorschlag der med. Fakultät vom 22. Juli 1924.

[171] Universitätsarchiv Würzburg: ARS, PA Schieck, Schreiben des Staatsministeriums vom 24. September 1924.

[172] Manfred Tost, Erinnerungen an Franz Schieck, Wiss. Z. Univ. Halle XIX'70 M, H. 6, S. 147-148.

[173] Universitätsarchiv Würzburg: ARS, PA Schieck.

[174] Küchle, S. 96.

[175] BayHStA: MK 72450.

[176] BayHStA: MK 72450, Schreiben Passows vom 15. September 1937.

[177] Nähere Umstände vgl. Vignette Wessely.

[178] BayHStA: MK 72450, Schreiben Passows vom 15. September 1937.

[179] BayHStA: MK 72450, Schreiben Passows vom 15. September 1937.

[180] Bayerisches Hauptstaatsarchiv München, MK 44111; Universitätsarchiv Würzburg, Personalakte 378, Arnold Passow.

[181] Bay HStA: MK 72450, Schreiben des M. f. Unt. u. Kult. vom 24. Sept. 1937.

[182] BayHStA: MK 72450, Schreiben des Rektors der Universität Würzburg vom 18. Oktober 1937.

[183] BayHStA MK 72450.

[184] BayHStA MK 72450, Schreiben Schiecks vom 18. Oktober 1937.

[185] BayHStA MK 72450, Schreiben der medizinischen Fakultät vom 19.10.1937.

[186] BayHStA MK 72450, Entschließung vom 26.10.1937.

[187] BayHStA MK 72450, Schreiben der NSDAP vom 5. Februar 1938.

[188] BayHStA: MK 72450.

[189] Universitätsarchiv Würzburg: ARS, PA Passow.

[190] Küchle, S. 96.

[191] Universitätsarchiv Würzburg, ARS, PA Passow.

[192] Universität Würzburg, Universitätsarchiv, Personalakt Arnold Passow. Während seiner Gefangenschaft war er vorwiegend in verschiedenen Kriegsgefangenenlagern bzw. -hospitälern als Augenarzt tätig. Zuvor musste er jedoch im April 1945 aufgrund einer Ikterus-Erkrankung selbst ärztlich versorgt werden.

[193] Universitätsarchiv Würzburg: ARS, PA Passow.

[194] Flade, Ronald (Hrsg.): Unser Würzburger Jahrhundert. Würzburg 1998.

[195] Heinz Fischer, Die Geschichte der Augenklinik zu Würzburg. Mit einem Anhang von Baudirektor Karl Diller und Professor Wolfgang Leydhecker, Würzburg 1971, S. 49–51.

[196] Fischer, S. 51–52.

[197] Ebd., S. 52.

¹⁹⁸ Universität Würzburg, Universitätsarchiv: Personalakt Leo Burlein.

¹⁹⁹ Universität Würzburg, Universitätsarchiv: Personalakt Josef Scharf.

²⁰⁰ Fischer, S. 52–53.

²⁰¹ Zit. nach Fischer, S. 53.

²⁰² Universität Würzburg, Universitätsarchiv, Personalakt Arnold Passow, Entschließung des Bayerischen Staatsministers für Unterricht und Kultus vom 24. August 1945

²⁰³ BayHStA: MK 72450: Schreiben des Ministeriums vom 19. Oktober 1949.

²⁰⁴ BayHStA: MK 72451, Vormerkung vom 28. Februar 1950.

²⁰⁵ Das Schreiben wurde am 26. Juli 1951 abgesandt.

²⁰⁶ Im ministeriellen Akt befindet sich die Durchschrift eines inhaltsgleichen Schreibens vom 10. Juli 1951 an das Rektorat. Hier wurde nicht recherchiert, da letztlich unbedeutend, ob dieses überhaupt an das Rektorat ausgelaufen ist oder ein Schreibfehler im Datum vorliegt.

²⁰⁷ Dieses Schreiben vom Ministerium war an Reichling ergangen und beinhaltete die Absichtserklärung, Reichling zu berufen, enthielt aber keine definitive Zusage. Aus der Schlussformel „Ich würde es sehr begrüßen, wenn Sie sich entschließen könnten, den Ruf an die Universität Würzburg anzunehmen" einen Rechtsanspruch seitens des Berufenen auf die tatsächliche Ernennung herleiten zu wollen, mag juristisch fraglich erscheinen. Aber es war offensichtlich bewährte Praxis, nach Auslauf eines solchen Schreibens im Regelfall dann auch die entsprechende Ernennung seitens des Ministeriums vorzunehmen [Schreiben im Universitätsarchiv Würzburg, Personalakt Reichling].

²⁰⁸ Bayerisches Hauptstaatsarchiv: MK 72451.

²⁰⁹ Universitätsarchiv Würzburg, Personalakt Reichling.

²¹⁰ Universitätsarchiv Würzburg: Personalakt Reichling

²¹¹ Küchle, S. 97.

²¹² Fischer, S. 54.

²¹³ Küchle, S. 97.

²¹⁴ Main-Post Würzburg vom 27. August 1969 [Ausschnitt im Personalakt Reichling].

²¹⁵ Fischer, S. 54-55.

²¹⁶ Küchle, S. 97.

²¹⁷ Universitätsarchiv Würzburg: Personalakt Reichling, Schreiben der Universität Basel vom 5. Juni 1972.

²¹⁸ Fischer, S. 5 und 59-62.

²¹⁹ Universitätsarchiv Würzburg, Personalakt Reichling.

²²⁰ Wolfgang Leydhecker, London, Mainz, Bonn, Würzburg. Lebensreise eines Augenarztes, München 1993, S. 58.

²²¹ Leydhecker, S. 66 und S. 68.

²²² O.-E. Lund, Prof. Dr. Dr. h. c. W. Leydhecker zum 65. Geburtstag, Klin. Mbl. Augenheilk. 184 (1984), S. 245.

²²³ Leydhecker, S. 79.

²²⁴ Leydhecker, S. 74.

²²⁵ Ebd., S. 74.

²²⁶ Ebd., S. 74.

²²⁷ Ebd., S. 74.

²²⁸ Günter K. Krieglstein, Prof. Dr. med. Dr. h. c. W. Leydhecker, gestorben am 10. Juni 1995, Klin. Monatsbl. Augenheilkunde 207 (1995), S. 279.

²²⁹ Lund, S. 245.

²³⁰ Küchle, S. 98.

²³¹ Leydhecker, S. 134.

²³² Ebd., S. 76.

²³³ Auskunft von einem ehemaligen Mitarbeiter.

ANMERKUNGEN

Bildquellennachweis

Universitätsaugenklinik Würzburg (Foto Zdenek Jilek und Frau Sachs): [S. II]; [S. VII]; I.1; I.2; I.3; I.4; I.5; I.6; I.7; II.1; III.1; III.2; III.3; III.4; III.8; III.10; V.1; V.5; VI.1; VI.2; VI.4; VI.5; VI.6; VI.7; VI.8; S. 176/77; VI.11; VI.12.

Archiv Augenklinik V.8.

Anselm Kampik V.10.

Franz Grehn [S. VIII].

Heinz Fischer *Geschichte der Augenklinik zu Würzburg*, Würzburg: Stürtz 1971: III.9; III.11; IV.3; IV.4; IV.7; IV.8; IV.9; IV.10; IV.12; V.7; V.9.

Institut für Kunstgeschichte (Foto Herr Wörz und Herr Hegel): V.5.

Frank Krogmann IV.1; IV.2.

Foto bzw. Archiv Mettenleiter [S. IV]; III.5; III.6; III.7; IV.5; IV.6; V.3; IV.11; V.4; V.6; VI.3; VI.9; VI.10.

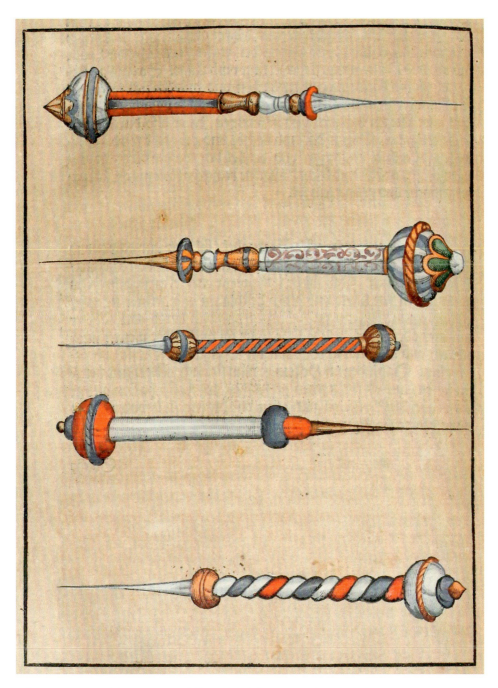

Abb. VI.12: Auswahl an Starnadeln. Abbildung aus der *Ophthalmodouleia* von Georg Bartisch (1583)

Umschlagseite vorne: Abbildung aus einem Konvolut von 228 Zeichnungen des Würzburger Augenarztes Heinrich Adelmann aus den Jahren 1835 bis 1837. Die kostbaren Unikate wurden der Bibliothek der Universitätsaugenklinik vor einigen Jahren von den Nachfahren überlassen und im Jahre 2006 digitalisiert. Der vorliegende Ausschnitt trägt – in deutscher Übersetzung – folgende Bildlegende: *Das Werk der Natur ohne Chirurgie vollendet. / Heilung eines diphterischen Ulcus phagodaenicum, das in kurzer Zeit Tränensack und Tränenkanal, den am inneren Augenwinkel gelegenen Teil des unteren Augenlids und schließlich den angrenzenden Teil der Wange breitflächig zerstörte, dabei auf wunderbare Weise an Stelle der zerstörten Karunkel durch eine Fistel den Weg zur Nase eröffnete und so ein Abtropfen über das Ektropion verhinderte.*